Niklaus Brantschen

Fasten neu erleben

W0230710

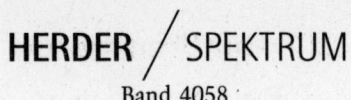

HERDER / SPEKTRUM

Band 4058

Das Buch

Immer mehr Menschen möchten die Wirkungen des Fastens am eigenen Leib erfahren – und haben doch Angst davor. Denn Fasten fasziniert und erschreckt zugleich; es zieht an und stößt ab; es scheint vernünftig und ist doch wieder schwer zu verstehen.

Das neue Fastenbuch von Niklaus Brantschen weist Wege zu dieser traditionsreichen, neuentdeckten Übung, die dem Leib und der Seele wohltut, spirituelle Erfahrungen begünstigt und offen macht für andere Menschen sowie für die Probleme der Welt.

Das Buch enthält praktische Anweisungen sowie Erlebnisberichte von Fastenden, die es dem Leser und der Leserin ermöglichen, auch einmal selbständig zu fasten. Fasten-Getränkezettel, Nachfastendiät, hilfreiche Adressen und Literaturangaben runden das Buch ab.

Der Autor

Niklaus Brantschen ist Leiter des Lassalle-Hauses Bad Schönbrunn, Zentrum für Spiritualität und soziales Bewußtsein (Edlibach bei Zug, Schweiz). Er leitet einerseits Zenkurse und begleitet andererseits Fastengruppen. Niklaus Brantschen ist nichtärzliches Mitglied des *Arbeitskreises Heilfasten e.V.*

Niklaus Brantschen

Fasten neu erleben

Warum, wie, wozu?

Herder

Freiburg · Basel · Wien

Gedruckt auf umweltfreundlichem,
chlorfrei gebleichtem Papier

5. Auflage

Originalausgabe

Alle Rechte vorbehalten – Printed in Germany
© Verlag Herder Freiburg im Breisgau 1992
Herstellung: Freiburger Graphische Betriebe 1999
Umschlaggestaltung: Joseph Pölzelbauer
Umschlag: Giorgio Morandi, Stilleben mit Vase 1960
© Sorelle Morandi, Bologna
ISBN 3-451-04058-1

Inhalt

Vorwort

Liebe Leserinnen und Leser!

Über das Fasten wird heute viel gesprochen und geschrieben. Immer mehr Menschen möchten seine Wirkungen am eigenen Leib erfahren – und haben doch
wieder Angst davor. Denn das Fasten fasziniert und erschreckt zugleich; es zieht an und stößt ab; es scheint
vernünftig und ist doch schwer zu verstehen. Das Fasten
ist ein Weg, der leicht begehbar scheint, und es ist doch
ein Abenteuer, das gewagt sein will. So stellt sich vielleicht auch Ihnen die Frage: Soll ich, oder soll ich nicht?
Und Sie finden Gründe, diese heilsame Übung auf später
zu verschieben.
Das vorliegende Büchlein möchte Ihnen den Zugang
zum Fasten erleichtern oder, falls Sie schon gefastet haben, neu eröffnen. Wie in meiner früheren Schrift *FA-
STEN – gesundheitlich, religiös, sozial* geht es mir auch
hier um eine möglichst umfassende Motivierung. Mein
zentrales Anliegen ist es also, Ihr Vertrauen in die eigene
Fähigkeit zu stärken und Ihnen Mut zu machen, es mit
dem Fasten auch einmal oder wieder einmal zu versuchen.

Zürich, Herbst 1991   *Niklaus Brantschen*

Einleitung: Was heißt fasten?

Das Verständnis für das Fasten, diese traditionsreiche, ursprünglich wohl in allen Kulturen und Religionen verbreitete Übung, scheint zu wachsen. Es gibt aber auch Mißverständnisse. Sie entstehen dort, wo nur *eine* Seite des Fastens in den Blick genommen wird: nur die gesundheitliche oder nur die spirituelle oder nur die sozial-politische. Wo solche Einseitigkeiten vorliegen, haben wir es mit Schlankheitskuren, dem religiösen Pflichtfasten oder einer bestimmten Art von Hungerstreiks zu tun. Neben diesen gleichsam großen Mißverständnissen – ich komme im Anhang darauf zurück – gibt es kleinere, harmlosere, die weniger die Sache selbst als vielmehr den Sprachgebrauch betreffen. Aber gerade an ihnen wird deutlich, was Fasten ist, und wozu es gut ist. Ich nenne vier Mißverständnisse:

Wer schläft, fastet nicht.

Gelegentlich hört man sagen, Fasten sei etwas Alltägliches oder besser: etwas Allnächtliches. In der Nacht äßen wir gewöhnlich nicht, wir „fasteten". Das englische wie das französische Wort für „Frühstück" mache dies deutlich. In der Tat, die Engländer nennen das Frühstück „Fastenbrechen" (breakfast). Die Franzosen lassen sich etwas mehr Zeit. Sie brechen das nächtliche „Fasten" (jeune) erst beim Mittagessen (déjeuner); am Morgen halten sie nur ein kleines Fastenbrechen (petit déjeuner). Doch hier dürfen wir der Sprache nicht wortwörtlich folgen; sie ist irreführend. Wer schläft, fastet nicht. Fasten ist eine wache Angelegenheit. Das passive „schlafende" Nicht-Essen genügt nicht. Zum Fasten benötigt man eine wache innere Bereitschaft, für kürzere oder längere Zeit auf das Essen zu verzichten.

Wer krank ist, fastet nicht.

Und wie ist es, wenn gesagt wird, wir fasteten auch, wenn wir krank sind? Auch das ist ein Fehlschluß. Wenn wir keinen Appetit haben und darum keine Nahrung zu uns nehmen können, ist das nicht Fasten, sondern ganz einfach Appetitlosigkeit.

Tiere fasten nicht.

Ähnliches gilt auch, wenn das Fasten mit dem Ernährungsverhalten der Tiere verglichen wird. Für viele, so heißt es, in freier Wildbahn lebende Tiere gehöre es zum normalen Jahresrhythmus, wochen- und monatelang zu fasten. Das Ende des Winters und die Ernährung mit dem frischen Grün am sonnigen Waldrand werde für die Tiere zum großen Erlebnis. Hier ist vom Fasten in einem übertragenen Sinn die Rede. Streng genommen fasten die Tiere nicht. Denn Fasten ist etwas Menschliches. Es verweist in eine Dimension, in der Freiheit und Entscheidungsfähigkeit ihren Platz haben.

Wer hungert, fastet nicht.

Ein weiteres häufiges Mißverständnis liegt vor, wo „Hunger" mit „Fasten" verwechselt wird. Der Sprachgebrauch war lange unklar. So ist in der älteren Fastenliteratur von „Hungerkuren" die Rede. Im heutigen Verständnis aber heißt Hungern immer Not, Angst und Verzweiflung. Fasten dagegen meint Zuversicht und trotz gelegentlicher Beschwerden Freude an einer heilsamen Übung. Mit anderen Worten: Wer hungert, fastet nicht. Es gilt aber auch, wie wir noch sehen werden, das Umgekehrte: Wer fastet, hungert nicht.

Fasten ist also mehr als nicht essen. Was aber ist es wirklich? Auf dem Hintergrund der bisherigen Überlegungen können wir eine kurze, vorläufige Beschreibung des Fastens versuchen:

Das Fasten ist, kurz gesagt, ein waches (im Schlaf fasten wir nicht), aktives (im Unterschied zum passiven Nicht-Essen etwa bei Krankheit), menschliches Geschehen (Tiere fasten nicht), bei dem Leib und Seele sich darauf einstellen, die Nahrung, ohne sie zu verachten, für eine bestimmte Zeit nicht von außen her, sondern von innen her, aus dem eigenen Depot zu beziehen, wobei nach anfänglich leichteren Beschwerden wie Nervosität, Kopfweh und Hungergefühl, ein angenehmes Gefühl der Leichtigkeit, besonders in Bewegung und Atmung, sowie eine tiefe Entspannung und Ruhe eintreten.

Fasten ist etwas Umfassendes, Ganzes, und zwar subjektiv wie objektiv gesehen.

Subjektiv: Fasten als Übung fordert den ganzen Menschen mit Leib und Seele und mit seinem freien Willen.
Objektiv: Einseitige Beschreibungen werden dem Fasten nicht gerecht. Es ist wie mit dem Elefanten, den Blinde zu begreifen versuchten.

Ein König, so heißt es in einer altpersischen Erzählung, kam mit seinem Heer in die Nähe einer Stadt, deren Bewohner blind waren. Er besaß einen mächtigen Elefanten, den er zum Angriff einzusetzen pflegte. Die Bevölkerung der Stadt war begierig, den Elefanten kennenzulernen. Einige zogen los, gelangten zum Elefanten und betasteten ihn blindlings. Als sie zu ihren Mitbürgern zurückkehrten, wurden sie gefragt, wie der Elefant geformt sei und welche Gestalt er habe. Der Mann, der das Ohr des Elefanten betastet hatte, sagte: „Er ist ein großes, rauhes Etwas, weit und breit wie eine Decke." Und der den Rüssel betastet hatte, sagte: „Ich weiß, was er wirklich ist! Er ist wie eine gerade und hohle Röhre, furchterregend und gefährlich!" Derjenige aber, der den Fuß und die Beine befühlt hatte, sagte: „Er ist mächtig und fast gleich einer Säule."

Jeder begriff etwas. Keiner das Ganze. Und auch die Teile – Ohr, Rüssel, Beine – zusammengenommen, ergeben immer noch nicht den Elefanten, denn das Ganze ist größer als die Summe der Teile. Man benötigt eine Gesamtschau. Das gilt auch für das Fasten, bei dem sich Sinnliches und Geistiges, Natürliches und Übernatürliches, Individuelles und Gesellschaftliches auf untrennbare Weise durchdringen.

I. Warum und wozu fasten?

> Siehe da, was das Fasten bewirkt!
> Es heilt die Krankheiten,
> verscheucht verkehrte Gedanken,
> gibt dem Geist größere Klarheit
> und führt den Menschen vor den Thron Gottes.
>
> Athanasius (295–373)

Von alters her waren die verschiedenen Wirkungen des Fastens bekannt. Sie liegen in der Veränderung der Beziehung zu sich selbst, zu Gott und zu den Menschen. Anders gesagt, sie liegen im leib-seelisch-geistigen, im spirituellen und im mitmenschlich-sozialen Bereich. Alle drei Bereiche sind, es sei wiederholt, aufs engste miteinander verbunden und bilden ein Ganzes. Wir sprechen daher besser von *Dimensionen* statt von Bereichen.

Zu Beginn richten wir unsere Aufmerksamkeit auf jene Seite des Fastens, die gleichsam unserer Beobachtung und unserem Erleben zugekehrt ist, nämlich die leib-seelische, gesundheitliche Komponente. Das Fasten ist zwar nicht nur ein körperlicher und psychischer Vorgang, aber wir tun gut daran, diesen Aspekt nicht zu vernachlässigen.

14

1. Die gesundheitliche Dimension

Die Geschichte des neuen medizinischen Fastens –
im 19. Jahrhundert haben Ärzte das Fasten neu entdeckt – ist meines Wissens noch nicht geschrieben.
Namen wie die folgenden dürften aber in dieser Geschichte nicht fehlen. Es sind Namen von Persönlichkeiten, die zum Teil unabhängig voneinander und in verschiedenen Teilen der Welt das Fasten neu belebt
haben:
– zwei Amerikaner: Dr. Fahrner, der sich im Sommer
  1880 einer in der Presse Amerikas und Europas vielbe-
  achteten vierzehntägigen Fastenkur unterzog, und
  Dr. Dewey, dessen Fastenkuren von drei, vier und
  fünf Wochen in den USA beinahe zum Tagesgespräch
  wurden;
– der Russe Dr. von Seeland, dem sich aufgrund seiner
  Experimente und persönlichen Erfahrungen bereits
  1887 die Überzeugung aufdrängte, daß dem Fasten
  nicht nur eine therapeutische, sondern vielleicht
  noch mehr eine hygienische und pädagogische Bedeutung zukomme;
– der Franzose Dr. Cuelpa, dessen Bücher und dessen
  Methode – la méthode Cuelpa – in ganz Europa bekannt wurden;
– die beiden Deutschen Adolf Mayer, Autor des Buches
  Hungerkur – Wunderkur, und Gustav Ridlin, Nestor

der deutschen Fastenärzte, dem wir viele populärwissenschaftliche Schriften verdanken;

- der Schweizer Friedrich von Segesser, dessen wissenschaftliche Abhandlung über das Fasten Otto Buchinger ein „gründliches und aufschlußreiches Buch" genannt hat;

- Otto Buchinger selbst mit seinem klassisch zu nennenden Buch *Das Heilfasten und seine Hilfsmethoden* sowie neuerdings Heinz Fahrner mit dem Standardwerk *Fasten als Therapie.*

Dank der neuen medizinischen Wissenschaft – wir folgen hier besonders Otto Buchinger und Heinz Fahrner – vermögen wir die heilenden Wirkungen des Fastens zu erklären und erhalten Einblick in die leib-seelischen Zusammenhänge dieses Geschehens.

Der Vorgang der „Umschaltung"

Das Fasten wird, wie wir gesehen haben, gelegentlich mit dem Ernährungsverhalten vieler Tiere verglichen. Dieser Vergleich hat, auch wenn er stark hinkt, etwas Richtiges. Der Mensch hat nämlich, wie das Tier, die in Jahrtausenden gewonnene Fähigkeit bewahrt, von der äußeren Ernährung auf die innere umzuschalten, die im Körper deponierten Eiweiß- und Fettreserven zu mobilisieren und zu verarbeiten und sich also tage- oder wochenlang mit Nahrung aus der wohlbestellten Vorratskammer seines eigenen Körpers zu versorgen. Diese Fähigkeit, für ganze Stämme und Völker zum Überleben im Winter oder bei Hungersnöten unerläßlich, ist beim heutigen Menschen zwar verkümmert, aber sie kann durch Fasten wieder aktiviert werden.

Die Umschaltung geht nicht automatisch vor sich, so wie etwa bei einem Transistor-Radio per Knopfdruck vom Stromnetz, Energie von außen, auf Batterie, Energie von innen, umgeschaltet wird. Es handelt sich um einen ganzheitlichen psycho-physischen Vorgang, welcher begünstigt oder erschwert werden kann – je nach Maß der inneren Bereitschaft, sich auf das Geschehen einzulassen und es mitzugestalten. Biologisch gesehen, läuft der Vorgang wie folgt ab:

Mit der Darmentleerung fängt es an. Sie wird am besten durch Bittersalz oder durch Einläufe in Gang gesetzt. In der Folge hören die Darmbewegungen, die sogenannte Peristaltik, auf, das Volumen des Darms geht erheblich zurück, die Verdauungssekrete inklusive Mundspeichel nehmen ab. Ein pappiger Speichel klebt im Mund. Kopfweh und Schwindelgefühl können sich einstellen. Nicht selten werden Fastende überdies von einer eigenartigen, aggressiven Nervosität befallen. Wenn aber der Körper – und die Seele! – sich darauf eingestellt haben, keine Nahrung mehr von außen aufzunehmen, bleiben das Hungergefühl und der pappige Speichel weg. Die Ruhigstellung der Verdauungsorgane bewirkt ein angenehmes Gefühl der Leichtigkeit, besonders in Bewegung und Atmung. Das Kopfweh verschwindet. Die anfängliche Nervosität und die aggressive Unruhe weichen der Entspannung und der Ruhe.

Das hat alles seine Gründe, die ich hier kurz nennen will, weil ich aus eigener Erfahrung weiß, wie sehr die Einsicht in das Fastengeschehen eventuelle Krisen besser zu bestehen hilft. Kopfweh und Schwindel sind u. a. bedingt durch den anfänglich sinkenden Blutdruck. Die Nervosität läßt sich so erklären: Die Angst vor dem Ungewohnten, die geheime Sorge, ohne Essen nicht leben zu können, also in der Notsituation nicht zu bestehen, führt zu einer höheren Adrenalin-Ausschüttung und damit zu den bekannten Begleiterscheinungen, die übrigens bereits der Gedanke an das Fasten auslösen kann und die darum oft schon bei der Anreise zu einem Fastenkurs auftreten. Sobald die vor dem Fasten befürchtete und zu Beginn des Fastens real begründete Notsituation körperlich und vor allem psychisch überstanden ist, sinkt die Adrenalin-Ausschüttung etwas unter die normale Grenze. Dieser Umstand ist nun seinerseits eine Erklärung für die Entspannung und die Ruhe, die nach der Umstellung eintreten.

Krankes schwindet, Gesundes bleibt

Durch die Umschaltung der Ernährung von außen her auf die Ernährung von innen werden beim Fasten in erster Linie Gebilde zerstört und Stoffe abgebaut, die im Zellenstaat eine störende Rolle spielen. Einer Faustregel zufolge sind 50 % aller Zellen eines Organismus voll arbeitsfähig, 25 % sind jugendlich aufbauend und 25 % alternd oder krank oder abbauwürdig. Das Fasten setzt bei diesem letzten Viertel an. „Krankes schwindet, Gesundes bleibt", sagt Otto Buchinger lakonisch, und Heinz Fahrner schreibt der Umschaltung auf die innere Ernährung und innere Verdauung eine „profunde Selbstreinigung in allen Organbereichen" zu.

Diese Generalreinigung ist übrigens oft mit gewissen Beschwerden verbunden, die sich besonders in den Krisentagen melden. Diese Krisentage, die nicht zu verwechseln sind mit den kritischen Tagen zu Beginn des Fastens, treten im Normalfall alle sieben Tage auf. Es ist erstaunlich, daß der Organismus in seiner Aufgabe, den Körper zu entschlacken und zu reinigen, mit dem biblischen Sieben-Tage-Rhythmus übereinstimmt!

Wie sind nun aber die Beschwerden zu erklären? Wie kommt es, daß an einem Krisentag z. B. alte Operations- und Unfallnarben plötzlich zu schmerzen beginnen? Fahrner erklärt dies am Beispiel eines fünfzigjährigen Fastenpatienten. Eines Nachts erwacht dieser mit einem stechenden Schmerz im rechten Auge. Äußerlich ist nichts zu sehen. Der Schmerz ist unerklärlich. Da erinnert sich der Patient, in seiner Jugend eine Stichverletzung an der Außenseite des rechten Auges erlitten zu haben. Die feine Vernarbung wird jetzt „angesprochen" und aufgelöst. Der Schmerz verschwindet, das Auge ist geheilt.

Was von versteckten Verletzungen und Narben gilt, das gilt auch für chronische Krankheiten des sogenannten Bindegewebes, das mit Recht Depot-Gewebe genannt wird. Sie können durch das Fasten aktiviert und überwunden werden. So erklären sich z. B. bei Beginn des Fastens die akuten Rheumaschübe bei Rheumatikern oder die Migräne-Anfälle bei Migräne-Patienten. Wer fastet, durchlebt wie in einem Zeitraffer nochmals seine Krankheitsgeschichte, ja sogar seine Geschichte überhaupt, und verarbeitet sie. „Weil das Fasten das gesamte Zellgefüge bis in die Molekularstruktur erreicht, werden alle individuellen krankengeschichtlichen Veränderungen, Defekte, Ablagerungen und Immunisierungen in den betroffenen Organen, Zellstrukturen und bindegeweblichen Grundelementen angesprochen. Die jüngsten Veränderungen sind am leichtesten und schnellsten erreichbar, die ältesten am langwierigsten und schwierigsten. Erst mit der zeitlichen Ausdehnung des Fastens kommen wir in die immer älteren Schichten unserer leiblichen Vergangenheit. Der ausgesprochen wechselhafte Fastenverlauf demonstriert geradezu die einmal gesunden, harmonischen Lebensabschnitte wie andererseits die gestörten, krankhaften: der Faster rekapituliert seine eigene Krankengeschichte."[1]

Wir haben hier Fahrner ausführlich zitiert, weil dieser Text das Grundprinzip des Heilens durch das Fasten illustriert. Es wird jetzt deutlich, warum sich das Fasten, „die Operation ohne Messer", bei nahezu allen häufiger auftretenden Krankheiten bewährt hat. Alle akuten und chronischen Entzündungen rufen geradezu nach dem reinigenden Fasten. Dabei ist freilich nicht zu übersehen, daß in jüngster Zeit die Fettleibigkeit die Aufmerksamkeit der Fastenärzte auf sich gelenkt hat, und zwar auf Kosten der übrigen Krankheiten, die durch das Fasten geheilt werden können. Mehr als ein Fastenarzt hat mir diesbezüglich sein Leid geklagt.

Vorbeugen ist besser als heilen

Vorbeugen ist bekanntlich besser als heilen. In bezug auf das Fasten hat dies Otto Buchinger sehr klar herausgestellt. Für ihn war das vorbeugende Fasten das höchste Ziel des ärztlichen Bemühens. Das Fasten der sogenannten gesunden Menschen aus Gründen der Sensibilisierung, Ertüchtigung, der Blutreinigung und der inneren

Umstimmung und nicht zuletzt der Lebensverlängerung sei noch wichtiger als das Fasten der Kranken. [2] Buchinger ist den Weg vom heilenden zum vorbeugenden Fasten selber gegangen, und er hat die Schritte seines Weges nachgezeichnet: Der „Ganzinvalide" – Buchinger leidet an chronischem Gelenkrheumatismus mit Muskelschwund, Lebervergrößerung und einer immer wiederkehrenden Gallenblasen-Entzündung – beginnt auf Rat eines Freundes zu fasten. Eine 19tägige Kur bei dem bekannten Fastenarzt Gustav Riedlin in Freiburg befreit ihn vom Rheumatismus. Dank einer späteren vierwöchigen strengen Fastenkur heilt auch sein hartnäckiges Leber- und Gallenleiden.

Bei diesem zweiten Fasten kommt etwas Neues dazu, nämlich das, was Buchinger das „Zu-sich-selber-Kommen" nennt. Später stellt er sich die Frage, warum er beim ersten Mal nicht in den Genuß dieser zusätzlichen Wirkung gekommen sei, und er findet folgende Erklärung: Einerseits war er für die tieferen Wirkungen des Fastens geistig noch nicht offen; andererseits wurde der Großteil seiner Energie von dem lebensrettenden Genesungsprozeß absorbiert. Diese wichtige Feststellung wird Buchinger helfen, später die entscheidende Rolle, die der Motivation beim Fasten zukommt, herauszustellen und dafür zu plädieren, daß auch und vor allem Gesunde fasten sollen.

Das Fasten heilt Krankheiten, und es beugt Krankheiten vor, indem es ihnen gleichsam biologisch den Boden entzieht. Das ist das eine. Nicht weniger wichtig ist der andere Aspekt: Eine sinnvoll gestaltete Fastenperiode verleitet buchstäblich dazu, Eß-, aber auch andere Lebensgewohnheiten zu überprüfen, gegebenenfalls zu ändern und so gesünder und sinnvoller zu leben. Und weil Leib und Seele eine Einheit bilden und also auch der Seele gut tut, was dem Leibe wohlbekommt, sind auch die seelisch-geistigen und spirituellen Wirkungen des Fastens nicht zu übersehen.

2. Die spirituelle Dimension

Nicht selten begegnen wir der irrigen Meinung, das Fasten brächte um so größere und schönere Wirkungen hervor, je radikaler es ist und je gekonnter es absolviert wird. Gewiß, eine großherzige Bereitschaft ist angebracht, das Einhalten einer Methode hilfreich und eine durch fortgesetzte Übung gewonnene Leichtigkeit wünschenswert. Aber das Fasten darf nie zu einem Bravourstück verkommen. Sonst ist es keine Medizin mehr, sondern eher ein Gift. Als Rekordleistung – je mehr, desto besser! – hätschelt es nämlich das Ego, statt es in seiner Aufgeblasenheit zu relativieren und ihm den rechten Platz zuzuweisen.

Das Fasten ist also der Gefahr des Stolzes ausgesetzt. Ich meine nicht den berechtigten Stolz und die Freude, die sich einstellen, wenn wir die Schwellenangst überwunden und das Wagnis des Fastens auf uns genommen haben. Ich meine vielmehr das Herabblicken auf andere, die es noch nicht erfaßt haben und sich noch in den Niederungen irdischer Bedürfnisse bewegen. Die Bibel warnt davor, das Fasten – wie auch das Beten und Almosengeben – zur Schau zu stellen, um von anderen gelobt zu werden (Mattäus 6). Die tiefer liegende Ursache der Überheblichkeit ist mit dem Fastenverlauf selbst gegeben: Nach einer eher depressiven, gedrückten Stimmung der ersten Tage kann ein Hochgefühl entstehen. Fastende fühlen sich dann leicht und beschwingt und geraten in Gefahr, sich zu überschätzen und übermütig zu werden. Nur wenn die Gefahr des Stolzes überwunden wird, können die spirituellen Früchte des Fastens reifen: Selbsterkenntnis und Selbstfindung sowie Erfahrung Gottes.

Fasten und sich selber finden

Wie finde ich zu mir selbst? Wie erkenne ich mich? Wer bin ich? Diese Fragen sind alt und ernst. Die Aufforderung des Orakels von Delphi: „Erkenne dich selbst" ist heilig, stand sie doch auf einem Tempel geschrieben. Erst in neuester Zeit ist das Bemühen, sich selber zu erkennen und zu finden, in Mißkredit geraten. Auf der einen Seite haben wir eine große Zahl von Menschen, die sich selber und anderen fremd geworden sind und sich menschlich als „Fragment und Krüppel" (E. Fromm) erfahren. Diese Not ruft andererseits zahlreiche, zum Teil unqualifizierte Angebote auf den Plan, die auf marktschreierische Art Hilfe versprechen und ihrerseits einen Selbsterkenntnis-Boom auslösen. Der aber heilt seine Anhänger und Anhängerinnen nicht, sondern läßt sie im Stich. Der Teufelskreis ist perfekt. Wie ihn durchbrechen? Jammern hilft wenig. Noch weniger hilft es, das zutiefst menschliche Streben nach Selbsterkenntnis unbesehen zusammen mit dessen Vermarktung und Simplifizierung durch gewisse sich wissenschaftlich gebende Psycho-, Sozio-, Astro- oder andere -logien zu verurteilen. Gefragt ist vielmehr eine ernste Auseinandersetzung, die der Tiefe und Tragweite echter Selbsterkenntnis und Selbstfindung Rechnung trägt.

Für uns stellt sich in diesem Zusammenhang die Frage: Ist das Fasten, richtig verstanden, ein gültiger Weg der Selbstfindung und wenn ja, warum?

Im Fasten schaltet der Mensch bekanntlich von der äußeren Ernährung auf die innere um. Dieser psycho-somatische Vorgang hat zur Folge, daß er aus dem Außer-sich-Sein zur Mitte seiner selbst geführt wird und zur Ruhe kommt. Mit anderen Worten: Die Umschaltung erleichtert die Einkehr und Selbstfindung. Bei Fastenkursen mache ich oft die Erfahrung, daß die Teilnehmerinnen und Teilnehmer sozusagen intuitiv das Schweigen und die Stille suchen. Das Fasten führt in die Stille und lädt ein zur Meditation; die Meditation begünstigt und vertieft ihrerseits das Fasten. Beide zusammen sind für uns eine Hilfe, uns selbst besser zu erkennen. Warum?

Nehmen wir an, wir seien enttäuscht worden von einem lieben Menschen oder gestreßt von einer unliebsamen Arbeit oder frustriert durch einen verregneten Ferientag. In solchen Situationen sagen wir vielleicht: Mir ist nicht wohl, ich brauche etwas. Dieses „etwas" kann bedeuten: ein verständnisvoller Mensch, sinnvolle Tätigkeit, ein Spaziergang in der frischen Luft. Statt dessen denken wir bei diesem „etwas" bloß an „etwas zum Essen". Zu dieser Übersprungshandlung kann es kommen, weil das Gefühl der Leere und Frustration dem Hungergefühl zum Verwechseln ähnlich ist. Der tiefere Grund hierfür liegt in der Tatsache, daß der Eßtrieb der grundlegendste aller Triebe ist und ins Maßlose weist. Die Sprache bringt dies an den Tag. So sprechen wir etwa von Hunger und Durst nach Liebe, Gerechtigkeit, Frieden. Wo dieser Hunger nicht adäquat befriedigt wird, kann es zu Ersatzhandlungen und Ersatzmitteln kommen: Tabletten, Drogen, Alkohol und nicht zuletzt Essen, Betriebsamkeit und Gerede.

Das Essen wie das Reden sind probate Mittel, unliebsame Seiten zu verdrängen und zu vergessen und tief im Herzen sitzende Unlustgefühle gar nicht hochkommen zu lassen. Und hier liegt die Chance des Fastens, wenn es mit Zeiten der Stille und mit meditativen Übungen verbunden wird. Fastend legen wir die vielen Ersatzbefriedigungen aus der Hand, die uns oft genug betäuben und blind machen. „Das Fasten deckt mir auf, wer ich bin."[3]

Diese Einsicht des Benediktinermönchs Anselm Grün deckt sich mit der Erfahrung Gandhis. Anläßlich eines Fastens, das Gandhi im November 1925 als stellvertretende Buße für ein im Ashram Sabarmati vorgekommenes Vergehen auf sich nahm, bekennt er, daß das Fasten ein Teil seines Wesens sei. Er könne auf es ebensowenig verzichten wie auf seine Augen. Was die Augen für die äußere Welt seien, das sei das Fasten für die innere.

Fasten heißt, sich und seinen Weg besser zu erkennen, und das bedeutet auch, sich als begrenzt, abhängig und zugleich als frei zu erfahren. Dieser scheinbare Widerspruch bedarf einer kurzen Erläuterung: Im Fasten lebe ich aus meinem Depot, existiere also buchstäblich aus mir heraus. Neben der allgemein gemütsaufhellenden Wirkung des Fastens liegt in dieser Erfahrung der Grund für das Gefühl der Freiheit und einer gewissen Überlegenheit. Andererseits und nicht weniger existentiell erfahre ich, daß ich abhänge von anderen Menschen und von Wasser und Luft, von Pflanze und Tier, und daß ich gar nicht aus mir leben kann und im Grunde auch nicht will. Und diese Erfahrung kann mich dankbar machen. So wohnen denn Überheblichkeit und wahre Bescheidenheit sowie Selbsterkenntnis ganz nahe beieinander. Dies ist eine Tatsache, deren wir uns besonders im Fasten bewußt werden.

Fasten und Gott begegnen

„Die Zeugnisse aller Zeiten und aller Zonen bestätigen, daß das Fasten seelische Kräfte, außernatürliche, ‚magische‘ Kräfte und Zustände auslöst, die den Kontakt mit der Überwelt begünstigen."[4] Als ich diesen Satz bei Régamey zum ersten Mal las, wurde ich stutzig. Warum, so fragte ich mich, setzt der Autor das Wort „magisch" in Anführungszeichen? Aus dem Zusammenhang wurde dann deutlich: Régamey weist hier auf eine Gefahr hin, der wir schon begegnet sind, nämlich die Gefahr der Überheblichkeit: die Gefahr, das Fasten zu einer magischen Zauberformel zu machen, um sich Gottes zu bemächtigen und seiner auf eine dingliche Weise hab-haft zu werden. Muß das so sein? Gibt es neben der schwarzen nicht auch die weiße Magie, helle und vielleicht vergessene Kräfte beim Menschen, die gerade durch das Fasten aktiviert werden? Ich meine, ja, und ich möchte kurz aufzeigen, warum.

Die mit dem Fastenvorgang physiologisch mitbegründete Wende nach innen, das Zu-sich-Kommen und Bei-sich-Sein sowie die eigenartige Verfassung in den Stunden der Nacht, die fastende Menschen besinnlich wachend oder schlafend in tiefen wegweisenden Träumen verbringen, vermögen die Offenheit für die Transzendenz zu aktivieren und lassen uns hören und sehen, was wir sonst *über*hören und *über*sehen. Mit Angelus Silesius ausgedrückt:

> Wer seine Sinne hat
> ins Innere gebracht,
> der hört, was man nicht red't,
> und siehet in der Nacht.

Einige Zeugnisse der Bibel und der Tradition – sie stehen für viele – belegen diese durch das Fasten begünstigte Hellhörigkeit und Hellsichtigkeit. Der Prophet Daniel erhält nach einem dreiwöchigen Fasten eine Offenbarung, und zwar ausdrücklich als Antwort auf das Fasten, das er stellvertretend für andere auf sich genommen hat (Daniel 10). Von Moses und Elias, den beiden hervorragenden Vertretern des Gesetzes und der Prophetie, ist bekannt, daß ihnen auf ein 14tägiges Fasten hin auf dem Berg Horeb eine überwältigende Gotteserfahrung zuteil wurde (Deuteronomium 9, bzw. 1 Könige 19).
Die Wüstenväter, wissend, daß das Vielessen die „scharfe Sicht des Herzens" (Cassian) abstumpft, werden nicht müde, im Interesse einer größeren Klarsicht und Einsicht das Fasten zu propagieren. Laut Philoxenes (5. Jh.) beginnt der vom „Schleier der Herzverfettung" befreite Mensch zu erkennen, „daß noch etwas anderes existiert als das, was er sieht und greift".
Es gibt in der Tat noch etwas anderes als das, was wir mit den Augen sehen und mit den Händen fassen können. Anhand einiger Stichworte soll verdeutlicht werden, wie Fasten uns hilft, neben oder besser *in* der Welt des Sicht- und Greifbaren jene Wirklichkeit zu erfahren, die wir „Gott" zu nennen pflegen.

Man muß nicht Pessimist sein, um zu sagen, daß Hoff-
nungslosigkeit stark verbreitet ist. Alles besitzend, erwarten viele von der Zukunft nichts mehr oder
zumindest nichts Gutes. Unsere westliche Welt scheint
müde und alt. Resignation macht sich breit.
In dieser Situation kommt dem Fasten eine wichtige
Rolle zu. Fasten, verbunden mit Gebet und Meditation,
hat nämlich viel mit Hoffnung zu tun. Ein ehemaliger
Kriegsgefangener, dem es gegeben war, aus dem auferleg-
ten Hungern einen freiwilligen Akt und damit ein echtes
Fasten zum machen, hat dies erfahren: „Ich glaube, daß
man schließlich auch einen tiefen und grundlegenden
Zusammenhang zwischen dem Fasten und der Hoffnung
hervorheben muß ... Fasten heißt, sich der „Weisheit
dieser Welt" entgegenzustellen und gewissermaßen das
Sein dem Tun vorzuziehen, die Kontemplation der Pro-
duktion, das übernatürliche „Du wirst haben" dem natürlichen „Da hast du."[5]
In dieser Spannung von „Da hast du" und „Du wirst haben", von „schon" und „noch nicht" steht der Mensch.
Er ist versucht, der Spannung auszuweichen zugunsten
des Diesseits: „Iß und trink, denn morgen bist du tot".
Oder er löst die Spannung auf zugunsten des Jenseits, indem er weltflüchtig dem Anspruch der Welt und der
Menschen zu entgehen trachtet. Er kann aber auch die
Spannung aushalten, mehr noch, er kann sie fruchtbar
und schöpferisch werden lassen. Dank der durch das Fasten gestärkten Hoffnung vermag er ansatzweise die von
aller Kreatur ersehnte „neue Schöpfung" und ihre Ordnung der Freiheit und des Friedens aus dem „noch nicht"
in das „schon jetzt" wirklich hereinzuholen. *Reich Got-*

tes hat man diese „andere" Welt genannt. Es ist dies nicht eine Welt, die über oder neben oder hinter dieser Welt zu suchen ist und in die wir irgendwann einmal eintreten werden. Es ist dies vielmehr eine Welt, an der wir jetzt und hier teilhaben. Reich Gottes ereignet sich nämlich nicht am Ende der Welt, also nach der horizontalen, beliebig langen Ausdehnung dieser Zeit und Geschichte. Das Reich Gottes ist schon da; es ist in uns, und das Fasten öffnet uns das Auge dafür.

Fasten und beten bei Tag und bei Nacht

Die spirituellen Fasten-Erfahrungen der Einsiedler und Mönche in der Ostkirche zusammenfassend, sagt Isaak von Ninive: „Tatsächlich wird man, sobald man begonnen hat zu fasten, unmittelbar im Geist dazu gedrängt, mit Gott ins Gespräch einzutreten. Der Körper, der fastet, kann es nicht ertragen, die ganze Nacht auf seinem Lager zu verbringen, denn das Fasten drängt ganz naturgemäß dazu, in Gesellschaft Gottes zu wachen, nicht nur bei Tage, sondern sogar des Nachts. Der Leib eines Menschen, der fastet, hat keine große Mühe, gegen den Schlaf anzukämpfen."[6] Diese Worte entlocken allen, die schon einmal gefastet haben, ein verständnisvolles Nikken. Wie ist dieses buchstäbliche Wachsein in der Nacht und wie ist die eigenartig empfängliche, offene und zum Beten animierende Haltung am Tag zu erklären?

Die Umschaltung auf die innere Ernährung bedeutet eine relativ hohe Energie-Einsparung, die es erlaubt, während des Fastens auch nach wenig Schlaf frisch und erholt aufzustehen. Beim Fasten kommt es überdies zu einer Reduktion der Adrenalinmenge im Körper, was eine entspannende Wirkung hat. Andererseits steigt der

Noradrenalinspiegel, was seinerseits stimulierend und stimmungsaufhellend wirkt und beim Schlafen das Träumen fördert.

Gute Fastenärzte empfehlen, insbesondere die nächtlichen Stunden der wachen, gehobenen Stimmung besinnlich lesend und nachdenkend zu verbringen. Denn „nicht selten melden sich so aus der Verdrängung wichtige Erkenntnisse zu Wort oder tauchen ganz neue Ideen auf und bringen Lösungen von Problemen, nach denen man vorher lange vergeblich gesucht hat."[7]

Die entscheidende Frage ist: Nütze ich die einmalige Chance, indem ich Subjekt *auch* des nächtlichen Fastengeschehens werde, oder bleibe ich in der Rolle des Objekts, das die Schlaflosigkeit erleidet, statt sie zu gestalten? Da können wir folgende Erfahrung machen: Ein in der Kindheit oder auch später eingeübtes, aber „vergessenes" Gebet meldet sich plötzlich wieder und verläßt uns nicht mehr. Man könnte sagen: *Es* betet in mir.

In diesem Zusammenhang müssen auch die Fastenträume erwähnt werden. Sie sind oft so nachhaltig, daß man gar nicht anders kann, als sie am Morgen aufzuschreiben. Die Fastenträume bewegen sich gleichsam in allen Etagen unseres Seelenraumes und wirken klärend und erhellend. Es würde sich lohnen, einmal der Frage nachzugehen, wie weit die großen prophetischen Träume der Bibel und anderer heiliger Schriften Fastenträume gewesen sind.

Fasten – man denkt dabei an strenge Tage und ernste Gesichter; Fest – man sieht vor sich lachende Menschen und hört Gläser klingen. Der Gegensatz zwischen Fasten und Fest scheint perfekt. Doch der Schein trügt. „Die Dinge liegen verwickelter – und einfacher. Das geistige Opfer zielt darauf ab, den Gegensatz zwischen Leiden und Freude hinter sich zu lassen in einer Art ‚Alchimie des Schmerzes‘, in der das Leiden dem inneren Gesicht einer höchsten Freude gleicht."[8]

Das Fasten hat viel mit „Sterben" zu tun. Essen heißt leben; nicht essen heißt auf lange Sicht sterben. Und so wie das Sterben eine Neugeburt, eine Auferstehung vorbereitet, so auch das Fasten. Es entspricht also einer tieferen Logik, wenn in der Kirche von der „Feier der Fastenzeit" die Rede ist. Das Fasten findet im Fest, besonders im Osterfest, eine Entsprechung, und zwar nicht nur im zeitlichen Nacheinander und auch nicht nur in dem Sinne, daß durch die Entbehrung das Festessen besser schmeckt. Es geht um einen viel tieferen Zusammenhang; es geht um das Sterben und um die Freude des Neuwerdens. Der in der Wüste geschulte Bischof Basilius der Große (ca. 330–379) ruft denn auch dazu auf, die Fasttage nicht niedergeschlagen, sondern froh gestimmt zu erleben: „Sei nicht betrübt, wenn du geheilt wirst! Töricht, ob der Gesundheit der Seele sich nicht zu freuen."[9]

Diese Freude versteht sich nicht von selbst. Es ist vielmehr eine Frage der tieferen Motivation. Dem Gebet, das das Fasten beschwingt und das Herz erhebt, kommt eine entscheidende Bedeutung zu. Nicht selten läßt uns die Liturgie der Fastenzeit ausdrücklich um diese Freude bitten: „Wir bitten dich, allmächtiger Gott, laß uns, in Zucht genommen durch das feierliche Fasten, durch eben diese heilige Buße auch froh werden."

Fasten wird zum Fest. Gewiß, es geht nicht an, zu vermischen und zu vermengen. Alles hat seine Zeit, und Teresa von Avila behält recht: „Wenn Fasten, dann Fasten; wenn Rebhuhn, dann Rebhuhn." Und doch: Dies schließt nicht aus, sondern ein, daß im freigewählten Verzicht eine tiefe Freude und eine große Freiheit liegen. Wir haben gesehen, daß das Fasten – wenn es nicht der Gefahr der Überheblichkeit erliegt – dank der „Wende nach innen" einerseits die Selbstfindung und Selbsterkenntnis und andererseits die Öffnung und ein eigenartiges Wachsein auf die Transzendenz hin fördert. Das spirituell orientierte Fasten wird aber nur dann zum eigentlichen *Heilfasten*, wenn es die Gesetze des Leibes und der Seele und die medizinischen und psychologischen Erkenntnisse ernst nimmt.

Was heißt „Heilfasten"?

Das Fasten bezieht seine Kraft aus der Verbindung von natürlichen, leibseelischen und medizinisch überprüfbaren Fakten einerseits und aus einer tieferen, ganzheitlichen und letzthin spirituellen Motivation andererseits. Beide, und übrigens auch die soziale Dimension, durchdringen und bedingen sich gegenseitig. Wollten wir die Frage, was früher sei, das Ei oder das Huhn, auf das medizinische und das religiös motivierte Fasten übertragen, müßte die Antwort heißen: Das Fasten ist gleich ur-

sprünglich wie Religion. Es hat letztere begünstigt, so
wie Religion ihrerseits durch kluge Regeln das Fasten
kultiviert und es vor Auswüchsen geschützt hat.

In neuester Zeit hat der Arzt Otto Buchinger, für den
„Beten und Fasten" zusammengehören wie „Einatmen
und Ausatmen, wie oben und unten, wie Himmel und
Erde", einen übergeordneten, umfassenden Begriff für
das gesundheitlich und kultisch-religiös motivierte Fasten geprägt: „Heilfasten". Dabei umfaßt der Wort-
stamm „Heil" folgende Momente:

– das medizinische Heilen (curare)
– das leib-seelische Heil- und Ganzsein (integritas)
– das von Gott zugesagte Heil (salus)
– das vom Profanen ausgesparte Heilige (sanctum)[10]

Was in dieser Bestimmung des Begriffes „Heilfasten"
fehlt, ist die soziale und politische Dimension. In Buchingers Buch kommt sie dann auch gar nicht vor, außer
etwa in der zeitbedingten Erwähnung von „Volkswohl"
und „Volksgesundheit". Trotz dieser Kritik gilt: Es ist das
bleibende Verdienst Buchingers, mindestens zwei
Aspekte des Fastens wieder vereint zu haben – das Fasten
als Therapie und das spirituell motivierte Fasten.

Es ist zu hoffen, daß sich weiterhin in Fastenangeboten
die neuen medizinischen Erkenntnisse und die alten religiösen, christlichen und außerchristlichen, Einsichten
zu einer umfassenden Motivation verbinden. Dies geschieht dort, wo der Forderung Otto Buchingers jun. ent-
sprochen wird: „Nicht die (medizinische) Technik,
sondern das Motiv ist es, das das Fasten heiligt. Der Arzt,
der über Heilfasten spricht, sollte der seelsorgerischen
Erfahrung nicht ermangeln und der Seelsorger nicht
gänzlich der ärztlichen."[11]

Das Verhältnis des rein medizinischen zum religiös motivierten Fasten möchte ich im Bild von der Prinzessin und vom Prinzen auszudrücken versuchen: Die unter einem bösen Bann stehende, seit langem schlafende Königstochter, das religiöse Fasten, wird vom stolzen Prinzen der modernen Heilkunst, dem medizinischen Fasten, geweckt. Die beiden geben ein gutes Paar, bringt doch die Königstochter einen unerschöpflichen Reichtum als Mitgift in die Ehe ein, und auch der Prinz steht dank seines „Wissens" nicht mit leeren Händen da. Beide erkennen sich überdies wieder, waren sie doch in frühen Zeiten, da Priester noch Ärzte und Ärzte auch Priester waren, bereits vereint.

Klingt das allzu märchenhaft? Ist es vermessen, zu hoffen, daß auch in diesem Punkt der alte Familienzwist zwischen Wissenschaft und Religion endgültig überwunden werden kann zugunsten des verheißungsvollen Paares? Zusammen ergeben Prinz und Königstochter – das klinische, etwas sterile, aufgeklärte und das traditionsreiche religiöse, aber schlafende Fasten – ein kräftiges und wirksames, dem Leib und der Seele wohltuendes und Gott gefälliges Ganzes, das, wie wir gleich sehen werden, anderen Menschen und der Welt zugute kommt.

3. Die sozial-politische Dimension

Eine oberflächliche Betrachtungsweise könnte zum Schluß führen, Fasten bedeute von seinem physiologischen Vorgang her soviel wie Rückzug, es mache egoistisch, unsozial und unpolitisch. Das war immer schon eine Gefahr, vor der zu warnen Propheten und später die Wüstenväter und die Lehrer der Kirche nicht müde wurden. Den einschlägigen, klassisch gewordenen Text entnehmen wir dem Buch des Propheten Jesaja (Kap. 58):

„Obwohl ihr fastet, gibt es Streit und Zank, und ihr schlagt zu mit roher Gewalt.

So wie ihr jetzt fastet, verschafft ihr eurer Stimme droben kein Gehör.

Ist das ein Fasten, wie ich es liebe, ein Tag, an dem man sich der Buße unterzieht:

wenn man den Kopf hängen läßt, so wie eine Binse sich neigt, wenn man sich mit Sack und Asche bedeckt?

Nennst du das ein Fasten und einen Tag, der dem Herrn gefällt?

Nein, das ist ein Fasten, wie ich es liebe: die Fesseln des Unrechts zu lösen, die Stricke des Jochs zu entfernen, die Versklavten freizulassen, jedes Joch zu zerbrechen, an die Hungrigen dein Brot auszuteilen, die obdachlosen Armen ins Haus aufzunehmen,

wenn du einen Nackten siehst, ihn zu bekleiden und dich deinen Verwandten nicht zu entziehen. ...

Wenn du der Unterdrückung bei dir ein Ende machst, auf keinen mit dem Finger zeigst und niemand verleumdest,

dem Hungrigen dein Brot reichst und den Darbenden satt machst,

dann geht im Dunkel dein Licht auf, und deine Finsternis wird hell wie der Mittag."

Dieses prophetische Wort läßt keinen Zweifel aufkommen: Das Fasten steht im Dienst am Nächsten. Wo dies nicht der Fall ist, wird es pervertiert und verliert seinen Sinn.

Fasten und teilen

Fasten ist nicht eine Einzeldisziplin; es ist auch keine Zweierkombination: Fasten und Spiritualität. Es ist im Grunde immer die Dreierkombination: Fasten, Spiritualität und Solidarität. In der Sprache des Alten Testaments heißt dies: „Fasten, Beten, Almosengeben" (Tobit 12, 8).

„Almosengeben" – dieses Wort hat heute vielfach einen etwas harmlosen Klang. So harmlos ist es indessen nicht gemeint, jedenfalls nicht in den alten Texten. Hören wir, was der Philosoph Aristides in seiner im Jahre 128 an Kaiser Hadrian gerichteten Schrift von den Christen sagt: „Gibt es unter ihnen einen Armen, der unterstützt werden muß, dann fasten sie zwei oder drei Tage lang und pflegen ihm die Nahrung zu schicken, die sie für sich selbst zubereitet hatten." [12] Ähnlich in dem um 150 entstandenen Buch *Der Hirte* des Hermas: „An deinem Fasttag sollst du nur Wasser und Brot nehmen. Dann sollst du den Betrag der Auslagen berechnen, die du an diesem Tag für die Ernährung gehabt hättest, und sollst sie einer Witwe, einer Waise oder einem Bedürftigen geben. So sollst du dir selbst etwas entziehen, damit ein anderer aus deinem Verzicht Nutzen schöpfe." Auch in der alten Schrift der *Didaskalie* wird das Fasten im Blick auf die Not der anderen begründet: „Wenn einer nichts zu geben hat, faste er und bringe seinen Brüdern das, was er an jenem Tag ausgegeben hätte."

Fasten steht im Dienst am Nächsten. Freilich – und das wird oft übersehen – nicht nur in dem Sinne, daß das Ersparte geteilt wird. Es geht um mehr. Wer sich nicht nur mit einem Suppentag begnügt, sondern für eine bestimmte Zeit in einem umfassenden Sinne fastet, weiß sich solidarisch verbunden mit anderen und wird empfindsamer für ihre leibliche und seelische Not. Lanza del Vasto hat diese Erfahrung so zum Ausdruck gebracht: „Wer fastet, wird durchsichtig. Die anderen werden für ihn durchsichtig. Ihre Schmerzen treten in ihn ein, und er ist wehrlos gegen sie. So möge denn der Mensch, der nicht will, daß die Nächstenliebe ihn verzehre, alle seine Sinne durch gutes Essen verstopfen!" [13]

Was diese durch das Fasten bedingte Verletzlichkeit und den Schmerz betrifft, so habe ich vor Jahren in einer Fernsehdiskussion ein Musterbeispiel eines gängigen

Mißverständnisses erlebt: Der Moderator zitierte den oben erwähnten Satz Lanza del Vastos. Ein Gesprächsteilnehmer antwortete prompt: In einem solchen Fall müsse der Fastenarzt helfen und ein auf homöopathischer Basis hergestelltes Schmerzmittel verabreichen. Welch totale Mißachtung des tieferen, im Fasten verborgenen Sinnes! Als ob Liebe nicht weh tun dürfte.

Wer richtig fastet, ist also weit davon entfernt, ein Egoist zu werden. Im Gegenteil. Dank dem Fasten wächst die Nächstenliebe über das Teilen, das zur Selbstverständlichkeit wird, hinaus zu einer tiefen, rational nicht erklärbaren Verbundenheit mit den Menschen. Aber nicht nur im individuell zwischenmenschlichen Bereich sind die Wirkungen des Fastens spürbar; das Fasten hat auch und gerade in der heutigen Weltsituation seine Bedeutung.

Fasten für Gerechtigkeit und Frieden

Fasten führt zu einer tiefen Verbundenheit mit sich selbst, mit den anderen Menschen und mit der Natur, deren Luft wir atmen, deren Wasser wir trinken, die uns ernährt, von der wir also leben. Aus dieser tiefen Verbundenheit mit allen und allem wächst die Bereitschaft, sich für Gerechtigkeit, Frieden und Bewahrung der Schöpfung einzusetzen.

Es gibt nicht wenige Menschen, die einen vom „Weltgewissen" bestimmten, ökologisch geprägten Eßstil pflegen, in dem das Fasten einen festen Platz hat. Dieser Eßstil ist gekennzeichnet durch ein rücksichtsvolles Verhalten gegenüber dem Hunger leidenden Teil der Welt sowie gegenüber zukünftigen Generationen.

Ein Beispiel soll dies verdeutlichen: Bei einem Fasten mit Studenten und Studentinnen für *Gerechtigkeit, Frieden und Bewahrung der Schöpfung* habe ich die Teilnehmer und Teilnehmerinnen gebeten, ihre Einsichten und Erfahrungen niederzuschreiben. Eine Studentin schrieb unter anderem folgendes:

„Das heutige Leben der meisten Menschen in unserem Teil der Welt steht unter dem Diktat der Möglichkeiten einer industriellen Zivilisation: mehr, besser, schöner, schneller. Die Auswirkungen einer Praxis gemäß dieser Ideologie sind ungerechte Verteilung der vorhandenen Güter, waffenstarrende Sicherung des eigenen „Zuviel" sowie die Ausbeutung oder gar Vernichtung der Umwelt. Diesen von Menschen erzeugten Gefährdungen unserer Welt werden wir nicht anders begegnen können als durch radikales Umdenken hinsichtlich unseres Verständnisses von Lebensqualität. Die Logik des Stets-noch-mehr, der permanenten Steigerung werden wir durchbrechen müssen, damit Leben möglich wird für alle, die auf dieser Erde leben und in Zukunft leben wollen.

Fasten bedeutet für mich Einüben in solches Umdenken. Es bedeutet, mich den Mechanismen des täglichen Lebens ein Stück weit zu entziehen und mich zu besinnen. Für einige Zeit überlasse ich mich einer der Alltagsroutine zuwiderlaufenden Praxis.

Im gemeinsamen Verzicht mit anderen erfahre ich Lebenssteigerung in anderer Weise, als sie mir in den Normen von Leistungs- und Konsumgesellschaft normalerweise vorgeführt wird. Ich erlebe, daß weniger mehr sein kann.

40

Indem ich lerne, und zwar mit meiner ganzen Person, also mit Körper und Geist, daß es möglich ist, mit sehr wenig auszukommen, wird mir bewußt, was ich im Grunde alles nicht brauche. Gleichzeitig nehme ich jedoch auch deutlicher wahr, *was* ich zum Leben brauche und was die meisten Menschen nicht ausreichend haben.

Der zeitlich begrenzte Nahrungsverzicht ermutigt mich zum sorgsamen Umgang mit den Gaben der Schöpfung. Ich lerne Nahrungsmittel neu als Gaben begreifen; Gaben, die ich gebrauchen, aber nicht mißbrauchen darf. Gaben, die auf der Erde ausreichend vorhanden sind und auf die alle Menschen das gleiche Anrecht haben. In diesem Horizont bedeutet Fasten für mich ein Stück weit Einübung in die heute ethisch geforderte, Not wendende Selbstbegrenzung.

Im Fasten spüre ich mich und die Welt um mich herum wie selten. Wirklich lebendig sein *und* leiden können – an mir, an anderen, an der Welt –, das scheint mir die wichtigste, aus dem Fasten gewonnene Erkenntnis. Der Einsatz für Gerechtigkeit, Frieden und Bewahrung der Schöpfung ist nicht möglich, ohne zu leiden."

Dieser Text ist für mich ein Zeichen der Ermutigung. Wo Menschen, sensibilisiert durch Fasten, aus Liebe zum Leben sich den Einsatz für eine gerechtere Welt etwas kosten lassen, weicht die Resignation und wächst die Bereitschaft, etwas zu verändern.

Bei einem Fasten anläßlich des Golfkrieges im Frühjahr 1991 durfte ich erfahren, wie die Fastenden zusehends aus der Rolle der Zuschauerinnen und Zuschauer herauskamen, sich in Schweige- und Gebetsstunden mit den in den Medien nicht gezeigten ungezählten Opfern solidarisierten und sich zugleich existentiell der Frage stellten: Was tue *ich,* um Frieden zu schaffen, da wo ich stehe?

Fasten hat mit Frieden zu tun. An Beispielen hierzu fehlt es nicht.

Ich erinnere an Bruder Niklaus von der Flüe, dessen zeichenhafte Lebensweise in einem krassen Gegensatz zu den Eß- und Trinkgelagen der damaligen Zeit stand. Es ist kein Zufall, daß er aus der Stille und Zurückgezogenheit im Ranft und dank Gebet und radikalem Fasten zu einem Werkzeug des Friedens und der Versöhnung wurde. Er gilt den Schweizern als Retter des Vaterlandes, hat er doch am 22. Dezember 1481 durch seinen Rat einen Bürgerkrieg verhütet und das Stanser Verkommnis ermöglicht, das mehr als 300 Jahre lang die Rechtsgrundlage der Eidgenossenschaft blieb. „Politik aus der Stille, unterstützt durch Fasten" – so könnte die geschichtliche Bedeutung des Einsiedlers vom Ranft umschrieben werden.

Ich erinnere an Gandhis Fastenaktionen im Dienste des Friedens und der Freiheit. Er plädiert für das Fasten als gewaltloses Mittel im Kampf um Gerechtigkeit: „Wenn der Kampf, den wir mit allen unseren Kräften zu vermeiden suchen, stattfinden muß und wenn er gewaltlos bleibt, wie er es im Hinblick auf den Erfolg bleiben soll, dann muß das Fasten darin einen wichtigen Platz einnehmen."[14] Gandhi gilt heute als Modell für verschiedene Fastenaktionen im Dienst von Gerechtigkeit und Frieden. Das „Handbuch des politischen Fastens" bezieht sich über weite Strecken auf ihn.[15]

Hier wäre schließlich auch – um nochmals die Brücke zur frühchristlichen Tradition zu schlagen – Basilius der Große zu zitieren: „Wenn alle Völker den Rat des Fastens annähmen, um ihre Fragen zu regeln, würde nichts mehr verhindern, daß tiefster Friede in der Welt herrschte; die Völker würden nicht mehr gegeneinander aufstehen, und auch die Heere würden einander nicht mehr in Stücke hauen. Es würden an abgelegenen Straßen keine Wegelagerer auf der Lauer liegen, in den Städten gäbe es keine Denunziation mehr und auf der See keine Seeräuber. Unser ganzes Leben wäre nicht in so hohem Grad von Stöhnen und Seufzen erfüllt, wenn das Fasten es regelte. Das Fasten würde alle lehren, die Liebe zum Geld, zu überflüssigen Dingen und, im allgemeinen, die Neigung zu Feindseligkeiten aufzugeben."[16]

In diesem Text aus dem 4. Jahrhundert ist eine höchst aktuelle Problematik angesprochen. Der Reichtum, das Anhäufen von Besitz auf Kosten der Armen, das Haben- und Noch-mehr-haben-Wollen führt von seiner Tendenz her oft nicht nur zur körperlichen Überfütterung; es gibt auch Anlaß zu Neid, Eifersucht, Streit und Unfrieden. Und das nicht nur auf der individuellen, sondern auch auf der gesellschaftlichen und strukturellen Ebene. Das „Nord-Süd-Gefälle" zum Beispiel hat auch mit dem Eßverhalten etwas zu tun, wie die Untersuchung „Fleisch bei uns und in der Dritten Welt"[17] nachgewiesen hat.

Fasten kann uns helfen, die Resignation zu überwinden, neue Hoffnung zu schöpfen und der Gerechtigkeit und dem Frieden zu dienen. Damit hat es neben der individuell gesundheitlichen und der spirituellen auch eine gesellschaftliche Dimension. Wie ist es aber mit der politischen?

„Meine Religion lehrt mich, daß man in einer Not, die man nicht lindern kann, fasten und beten muß." Diesen Satz schreibt Gandhi am 18. September 1924 anläßlich gewalttätiger Auseinandersetzungen zwischen Hindus und Moslems.[18] Er nimmt einmal mehr ein strenges Fasten auf sich, damit die Führer der Hindus und Moslems sich verständigen und die Streitigkeiten ein Ende nehmen.

Gandhi ist nicht der erste und nicht der einzige, der Fasten als politisches Mittel einsetzt. Aber er hat wie kaum jemand sonst eine scharfe Trennungslinie gezogen zwischen dem Satyagraha-Fasten (Fasten als gewaltlose Aktion) und dem üblichen Hungerstreik. Das Fasten als gewaltlose Aktion verlangt seiner Meinung nach eine große Reinheit des Herzens und Unabhängigkeit gegenüber den Ergebnissen. Für Gandhi ist auch das politische Fasten eine andere Form des Gebets; es läßt sich für ihn nicht von der religiösen Dimension trennen.

Im folgenden möchte ich zwei Beispiele eines solchen Fastens nennen. Das eine führt uns vor den Beginn unserer Zeitrechnung zurück, nämlich in die jüdische Geschichte, genauer zum Buch Ester. Das andere Beispiel gab uns 1985 eine Gruppe von Chileninnen und Chilenen in der Markuskirche in Zürich-Seebach. Die Beispiele zeigen uns übrigens nochmals auf, wie vielschichtig das Fasten ist und wie sich auch im politisch orientierten Fasten die anderen Dimensionen zeigen, ja daß sogar der kosmetische Aspekt im Fasten Platz hat.

Der Inhalt des Buches Ester ist kurz dieser: Die junge Jüdin Ester rettet durch ihr mutiges Eintreten beim Perserkönig Artaxerxes die Juden vor der geplanten Vernichtung. Auf die entscheidende Begegnung mit dem König bereitet sie sich zusammen mit dem ganzen Volk durch ein dreitägiges Fasten vor. „Fastet für mich! Eßt und trinkt drei Tage und Nächte lang nichts! Auch ich und meine Dienerinnen wollen ebenso fasten. Dann will ich zum König gehen, obwohl es gegen das Gesetz verstößt. Wenn ich umkomme, komme ich eben um." (Ester 4, 16) Dies sagt sie zum Volk. Zu Gott fleht sie: „Herr, unser König, du bist der einzige. Hilf mir! Denn ich bin allein und habe keinen Helfer außer dir; die Gefahr steht greifbar vor mir ... Denk an uns, Herr! Offenbare dich in der Zeit unserer Not und gib mir Mut!" (Ester 4, 17). Ester erreicht beim König eine Umstimmung. Die Feinde der Juden werden vernichtet, Ester zur Königin erhoben. Sie feiert mit ihrem Volk den Sieg als Festtag, das PurimFest; alle essen und trinken und verteilen Geschenke. Die Trauer hat sich in Freude verwandelt, das Fasten in ein Fest.

Soweit der Inhalt des Buches Ester. Welches ist aber der Stoff, aus dem dieses Buch gemacht ist? Da ist einmal die Tatsache, daß sich schon die Juden in früheren Zeiten durch Fasten auf die Prüfungen und Verfolgungen vorzubereiten pflegten, und zwar individuell wie auch als Volk. Geschichtlich sind auch die Feiern bei Siegen und entsprechende Feste mit frohen Mahlzeiten, gegenseitiger Beschenkung und Gabenverteilung unter die Armen. Weit in die Geschichte zurück reichen schließlich die karnevalähnlichen Feiern mit Elementen des babylonischen Neujahrsfestes, das die Juden in der Verbannung kennengelernt hatten.

Das Buch Ester, um 300 v. Chr. entstanden, nimmt diese und weitere Elemente auf, verbindet sie zu einem Ganzen und gibt ihm einen neuen Sinn. Das Ergebnis ist ein spannendes Buch, das an die Märchen aus Tausendundeiner Nacht erinnert. Es stellt nicht historisch exakt das Geschehen dar, sondern gibt eine lebendige, anschauliche Erklärung für das bereits damals übliche Purim-Fest und Purim-Fasten.

Übrigens, und das ist im Zusammenhang mit dem Fasten aufschlußreich: Gott findet in der ursprünglichen hebräischen Fassung des Ester-Buches keine Erwähnung. Erst in der griechischen Fassung, entstanden etwa um 120 v. Chr., kommt es zu einer theologischen Überhöhung, indem u. a. das eben zitierte Gebet Esters eingefügt wird. Man darf hierin den Versuch sehen, das althergebrachte Fasten im ursprünglichen Sinn des Wortes zu „sanktionieren", also zu heiligen. Das religiös motivierte Fasten setzt das „natürliche", jahreszeitlich bedingte und im Fall Ester überdies politisch gefärbte Fasten voraus.

Zusammenfassend können wir uns fragen, was denn eigentlich Ester und ihr Volk damals errettet habe: das Verhandlungsgeschick der jungen Königin oder ihre durch das Fasten neu gewonnene Schönheit (vgl. Ester 5, 1 a) oder der durch das Fasten und das Gebet gewonnene Gleichmut bzw. Mut? Die Antwort lautet: Es ist das Miteinander all dieser Elemente.

Was vom Purim-Fest und -Fasten gilt, das gilt grundsätzlich von jedem ursprünglichen Fasten und Festen. Es verbinden sich in ihm *Gegenwart und Vergangenheit:* das jährliche Fasten und Festen zur Zeit des je neuen Erwachens der Natur und zugleich als Erinnerung an ein vorzeitliches mythisches Geschehen und an eine oder mehrere damit verbundene Gestalten vollzogen;

Individuum und übergeordnete Gemeinschaft: Fasten, das den einzelnen fordert und das, als Vorbereitung auf das Fest, von vielen vollzogen, die umfassendere Gemeinschaft fördert;

Politik und Religion: Fasten, verstärkt durch das Gebet, als Mittel, sich vom Feind (politisch), ja vom Bösen schlechthin (religiös) zu befreien.

Gerade dieses Ineinander von verschiedenen, sich scheinbar widersprechenden Elementen macht die Kraft nicht nur des Buches Ester aus, sondern auch des Fastens, das darin eine zentrale Rolle spielt.

Zum Beispiel chilenische Asylbewerber

Sonntag, 13. Oktober 1985, in Zürich-Seebach. Ich frage zwei ältere Damen nach dem Weg zur Markuskirche. Ihre Antwort: „Ach ja, die Chilenen! Geradeaus, dann rechts." „Die Chilenen", das sind 22 Frauen und Männer aus Chile, die ob der drohenden Ausweisung aus der Schweiz in der reformierten Kirche in Zürich-Seebach Aufnahme gefunden haben. Seit mehr als vierzehn Tagen fasten sie, um so ihrer Bitte um Asyl Nachdruck zu verleihen.

Auf dem Kirchplatz ein Informationsstand mit Zeitungsausschnitten und den Namen bekannter Schweizerinnen und Schweizer, die für die Chilenen „Pate" stehen. Es sind Namen von Personen, die auch sonst bereit sind, sich zu engagieren.

An der Kirchentür ein Blatt mit folgendem Text: „Wenn ein Fremder in eurem Land lebt, sollt ihr ihn nicht unterdrücken. Der Fremde, der sich bei euch aufhält, soll euch wie ein Einheimischer gelten, und du sollst ihn lieben wie dich selbst." (Levitikus 19,33–34) Und auf dem Boden vor dem Eingang: „Versteck die Verjagten, verrate die Flüchtlinge nicht!" (Jesaja 16,3)

Um 18 Uhr ist ein Gottesdienst angesetzt. Der Kirchenraum ist angenehm geheizt. Eine gute Vorkehrung, denn Fastende frieren leichter. Junge Menschen sitzen verteilt im großen Raum. Schweizer und Chilenen gemischt. Auch einige ältere sind dabei. Ich frage eine Chilenin, wie es ihr gehe. „Nicht gut, Kopfweh", sagt sie und geht weiter nach vorn.

Im Chor brennen, nach Art romanischer Länder, eine große Anzahl Kerzen. Sie sind so gestellt, daß sie zusammen in flackernder Leuchtschrift die Worte FE EN TE (Vertrauen auf Dich) bilden. Es wird der Psalm 121 gesprochen: „Meine Hilfe kommt vom Herrn, der Himmel und Erde gemacht hat." Dann folgt der Brotvermehrungsbericht nach Mattäus: Die Jünger Jesu haben Sorgen. Sie können nicht alle speisen. Aber auf das Wort hin „Gebt ihr ihnen zu essen" werden alle satt. Ein freiwilliger Helfer vom Christlichen Friedensdienst erläutert den Text. Er fragt: „Aber die kleine Schweiz? Haben wir Arbeit für alle, Essen für alle, Wohnungen für alle, Schulen für alle ...?" Und dann, nach einer Pause: „Warum soll das Wunder nicht auch heute passieren, wenn wir teilen!"

Und es wird geteilt. Eine Frau brachte Juan Handschuhe, weil er so dünn sei und gewiß friere. Der Leiter des Abends darf auch melden, daß vor dem Gottesdienst ein Mann ein Couvert mit zweitausend Franken abgegeben habe. Eine betagte Frau schickte fünftausend Franken. Sie sei zu alt, um mehr geben zu können.

Fürbitten werden vorgetragen, und auf jede Bitte folgt von Gitarrenklängen begleitet die Antwort, die mit einem Hellraumprojektor an die Chorwand geworfen wird: Misericordias Domini in aeternum cantabo. Wie das Latein plötzlich wieder verbindet! Aber mehr noch als das Latein verbindet uns an diesem Abend in der Markuskirche die Erfahrung, daß wir alle Pilger sind auf dieser Erde, Fremde, die eine Heimat suchen.

Ich gehe nachdenklich nach Hause. Unsere Fremdenangst wird mir plötzlich verständlich. Wer sich selbst entfremdet ist und sich bei allem Besitz und Wohlstand ungeborgen und heimatlos fühlt, kann anderen nicht Heimat geben.

Zwei Tage später: Ich lese in der Zeitung, die Chilenen hätten den Hungerstreik – ich meine, es war kein „Hungerstreik", sondern ein politisch engagiertes Fasten – abgebrochen. Die Betroffenen hofften, die Solidarität schweizerischer und internationaler Organisationen lasse nicht nach und es werde eine menschliche Lösung gefunden.

Auf menschliche Lösungen hoffen Asylbewerber immer noch. Erst kürzlich (anfangs 1991) haben Kurdinnen und Kurden sich am Geburtsort von Bruder Klaus im Flüeli

Ranft durch Fasten für ihr Anliegen Gehör zu verschaffen versucht. Umsonst. Die Begründung des Eidgenössischen Justiz- und Polizeidepartementes von damals scheint auch heute noch zu gelten: Es gehe nicht an, daß mit politischen Aktionen und Publizität in der Schweiz ein Anwesenheitsrecht erwirkt werden könne, um so mehr, als es den Betroffenen freistehe, in einen Drittstaat auszureisen."[19]

*

Wir haben gesehen: Fasten ist nicht Selbstzweck. Es geht nicht an, nur um die private Gesundheit besorgt zu sein oder sich durch Fasten spirituell fit zu halten. Ziel des Fastens ist es auch, zu teilen, solidarischer zu werden mit den Leidenden, sich für eine gerechtere und friedvollere Welt einzusetzen und allenfalls Kraft zu bekommen für den Widerstand, für den gewaltfreien Widerstand.

4. Fasten: Warum eigentlich nicht?

Es gibt also gute Gründe *für* das Fasten. Ich höre aber immer wieder Vorwände *gegen* das Fasten. Solche sind zum Beispiel:

Fasten ist schon gut, doch mir fehlen Zeit und Muße.

Nicht wenige Menschen höre ich sagen: Fasten ist sicher eine gute Sache, doch mir fehlt es an Ruhe, an Zeit und Muße, es fehlt an Kraft und Schwung.

Wenn man diese Argumente genauer betrachtet, so merkt man, daß sie im Grunde nicht treffen. Im Gegenteil. Sie sprechen nicht gegen, sondern für das Fasten. Denn was uns belastet, buchstäblich „beschwert", schwunglos macht und oft nicht zur tieferen Ruhe kommen läßt, ist nicht zuletzt gerade die Fehl- oder Überernährung und nicht das Fasten. Dieses vermöchte vielmehr den Teufelskreis zu durchbrechen, den Régamey treffend so charakterisiert: „Die meisten bewegen sich im Kreis. Sie fasten nicht, weil sie keinen Schwung und Eifer haben. Sie haben keinen Schwung und Eifer, weil sie nicht fasten."[20]

Wozu fasten? Das Leben ist ohnehin schwer genug,
und zudem habe ich Angst vor den Konsequenzen.

Auch dieses Argument läßt sich leicht entkräften. Es
gibt auf jedem Gebiet menschlichen Wachsens Schwel-
len, die zu überschreiten Angst macht. Auch das Fasten
kennt diese Schwellenangst. Es ist die Angst, sein Leben
ändern zu müssen. Ein Fastenkursteilnehmer hat es einmal so formuliert: „Lange Zeit glaubte ich, der Kurs sei
nichts für mich. Ich hatte Angst, mir würde die Zigarette
nicht mehr schmecken." Welch schlagendes Argument
gegen das Fasten!? Dabei bräuchte es, um diese „Schwellenangst" zu überwinden, nur wenig zusätzliche Mühe,
die allerdings riesengroß erscheint, solange wir sie nicht
aufbringen.

Gesünder leben durch ein gewisses Maß an Verzicht bedeutet nicht Verlust an Lebensqualität. Ganz im Gegenteil: Wir finden dadurch, wie wir noch sehen werden,
mehr Geschmack am Essen und am Leben überhaupt.

Fasten ist gut, Nächstenliebe ist besser.

Menschen, die dieses Argument brauchen, berufen sich
gerne auf den Text bei Jesaja 58, dem wir schon begegnet
sind. Fasten bedeute, so sagen sie, das Unrecht zu überwinden, niemand zu verleumden, mit den Hungrigen
das Brot zu teilen ... es bedeute aber nicht notwendig,
auf Nahrung zu verzichten. Dies ist laut Régamey „eine
ganz moderne Verdrehung". Es geht nicht um ein Entweder-Oder, sondern um ein *Und:* Fasten *und* tätige Nächstenliebe. Denn es ist gerade das Fasten, das uns offener
und sensibler macht für die Not der andern. Was Jesaja
und übrigens auch Joël Kap. 2, sagt, ist dies: Nicht das Fa-

sten an sich ist lobenswert und gefällt Gott, sondern nur das Fasten, das uns zu tätiger Nächstenliebe befähigt.

Die Botschaft hört' ich wohl, allein mir fehlt der Glaube.

Schließlich gibt es Stimmen, die sagen, der allgemeine Glaubensschwund sei schuld am Niedergang des Fastens. Auch dieser Einwand ist zu hinterfragen. Welcher Glaube und welches Fasten sind gemeint? Ist der „Glaube" gegenüber den alten kirchlichen Fastenvorschriften und -gesetzen und ist das Pflichtfasten gemeint, dann trifft der Einwand. Das Fasten als allgemeine Pflichtübung ist gestorben. Ist aber der Glaube gemeint als freie, lebendige Beziehung zu unserem Existenz- und Sinngrund hin, oder, soweit wir Christen sind, zu Jesus, der im Fasten seine Berufung entdeckt hat, dann lautet die Antwort: Es ist gerade das Fasten, das den Glauben zu beleben vermag.

Durch Fasten glauben lernen – im Glauben fasten lernen! Versuchen Sie es. Aber lassen Sie sich weder zum einen noch zum anderen drängen. Denn der Glaube wie das Fasten beziehen ihre Kraft aus der Tiefe des Herzens, das in seiner Freiheit unantastbar ist. Falls Sie es aber mit dem Fasten wie mit dem Glauben (wieder) versuchen wollen, mag die Liebe zur Stille ein erster Schritt sein. Die Liebe zu Ihrem besseren Selbst oder, wenn Sie wollen, die Liebe zu Ihrer persönlichen Berufung ein weiterer. Und wenn Sie Christ sind, wird die Liebe zu Christus Ihnen den Weg weisen und das Maß anzeigen.

*

Fasten: Warum eigentlich nicht? Ja, warum nicht? Sollten Sie aber noch Fragen haben über das Wann und Wo und das Wie und sollten Sie Ermutigung brauchen durch Zeugnisse anderer, die dieses Wagnis auf sich genommen haben, dann lesen Sie weiter in diesem Buch.

II. Wie fasten?

> Wenn Du das Fasten erleidest, statt es zu meistern, sinkst Du in Dich zusammen, wirst traurig, gerätst in kalten Schweiß. Die Atmung stockt. Das Herz verkrampft sich. Die Stimme wird heiser und der Kopf leer. Wenn Du aber der Stärkere bleibst, entdeckst Du schließlich über die Grenzen der eigenen Kräfte hinaus eine unerschöpfliche Kraft.
>
> Lanza del Vasto

Fasten oder „befastet werden", das ist die Frage. Wenn wir innerlich mitgehen, tiefere Zusammenhänge erfassen, wissen, wie das Fasten zu gestalten ist und welche Schritte im einzelnen erforderlich sind; wenn wir überdies erfahren, wie andere Menschen die Freuden und „Leiden" dieser so heilsamen Übung erlebt haben und daran gereift sind, werden wir weniger ängstlich und mit mehr Schwung fasten. Wir werden vom Objekt zum Subjekt dieses Geschehens, werden es in eigener Verantwortung zu gestalten wissen und lernen zudem, bewußter und achtsamer zu essen.

1. Fasten ist lernbar

Wo ein Wille, da ein Weg. Das ist sprichwörtlich und wohl auch richtig. Pädagogisch ist es nicht. Umgekehrt gilt auch: Wo ein Weg, da ein Wille. In diesem Sinne verstehe ich die folgenden Punkte als Wegweisung. Ihre Begründung haben sie in den bisherigen Ausführungen; sie setzen also deren Lektüre voraus.

Wer darf, wer soll fasten?

Für das Fasten ist ein Mensch kaum zu jung und selten zu alt. Wer den Kinderschuhen entwachsen ist und die nötige Einsicht und Motivation hat, also etwa vierzehn Jahre alt ist, darf bereits fasten. Und wer das Fasten gewohnt ist, kann sich dieser heilsamen Übung auch noch mit achtzig und mehr Jahren unterziehen – vorausgesetzt, es sprechen ärztliche Gründe dafür und nicht dagegen.

Das Fasten kann bei folgenden Krankheiten angezeigt sein: bei bestimmten Formen von Herzleiden, Rheuma, Arthritis und Asthma; Magen-, Darm- und Stein-Krankheiten; Diabetes bei Übergewicht; Funktionsstörungen von Leber und Pankreas; Hauterkrankungen, Migräne und nicht zuletzt Magersucht.

Die Magersucht findet sich besonders bei Mädchen und hat ihre Ursache meist in der Abwehr der körperlich-sexuellen Reifung. Die psychisch bedingte Nahrungsverweigerung verlangt in der Regel eine sorgfältige psychotherapeutische Behandlung; sie kann aber nicht selten auch durch Fasten geheilt werden. Das verwundert nicht, wenn man bedenkt, daß Fasten eine neue, positive Einstellung zum Essen und zur eigenen Leiblichkeit zu vermitteln vermag.

Oft wird auch die Frage gestellt, ob bei manisch Depressiven, Epileptikern und Schizophrenen ein Fasten angezeigt sei. Gute medizinische Betreuung vorausgesetzt, sind diese Krankheiten kein Hindernis. Im Gegenteil: Die Erfolge sind oft erstaunlich, und bestimmte Formen von Depressionen können z. B. schon nach einem ersten Fasten gemildert, wenn nicht sogar geheilt werden. Es versteht sich, daß bei diesen Erkrankungen das Fasten nur in geeigneten Kliniken stattfinden darf.

Es gibt aber auch *Gegenindikationen* für das Fasten: alle zehrenden Krankheiten wie Tuberkulose, Basedow, Krebs, Altersschwäche sowie bestimmte medikamentöse Therapien. Die entscheidende Frage ist immer, ob Fastende ihrem Organismus noch zutrauen, auf den starken Reizstoß zu antworten. Dabei geben die allgemeine Konstitution und die Motivation der Fastenden oft mehr den Ausschlag für eine gelungene Fastenkur als irgendeine Organkrankheit.

Aber nicht nur Kranke, sondern auch und gerade Gesunde sollten fasten. Otto Buchinger hat denn auch gehofft, daß eine nächste Generation – das sind wir! – in jeder Provinz mehrere Fastenheime einrichten würde: eines für Kranke und je drei oder vier für Gesunde. „Der sogenannte Gesunde soll fasten! Sein jährliches ehrliches Fasten soll ihn vor Krankheit und Siechtum bewahren. Er soll nicht warten, bis die Vorboten des Todes kommen, die Krankheiten."[21]

Fasten mit oder ohne Begleitung?

Wer sich gesund weiß – im Zweifelsfall den Arzt konsultieren! –, einigermaßen ausgeruht ist, die wichtigsten Grundregeln des Fastens und besonders des Fastenbrechens kennt und allenfalls schon einmal unter Anleitung gefastet hat, der darf das Fasten, zumindest für ein paar Tage, selbständig wagen. Im allgemeinen ist aber das Fasten im Alleingang ebensowenig zu empfehlen wie das Bergsteigen ohne das Zusammengehen in einer Seilschaft und ohne Führung durch Menschen, die den Weg bereits kennen. Die von Régamey vor dreißig Jahren erhobene Forderung, wir sollten „erfahrene Männer, Priesterärzte, Gurus" haben, welche unter verschiedenen Verhältnissen im Fasten neue Erfahrungen machen, ist inzwischen erfüllt. Es gibt diese Männer und Frauen. Zu der jährlichen Fasten-Werkstatt im Bildungshaus Bad Schönbrunn, Edlibach bei Zug, zum Beispiel kommen viele Menschen mit Fastenerfahrung, die lernen möchten, andere auf diesem Weg zu begleiten. Entscheidend für Fastenbegleiter und -begleiterinnen ist die Fähigkeit, andere zu einer möglichst umfassenden Motivation zu führen, kurz: sie zu befähigen, Subjekt des Fastengeschehens zu werden und es in eigener Verantwortung zu gestalten.

Der Frühling, mit dem Neuerwachen der Natur scheint für das Fasten besonders günstig zu sein. Es ist also nicht von ungefähr, daß das kultische Fasten verschiedener Religionen gerade in diese Zeit fällt. Aber auch die anderen Jahreszeiten sind geeignet. Die *Legenda aurea,* das verbreitetste religiöse Volksbuch des Mittelalters, zählt nicht weniger als acht für heutige Leser und Leserinnen etwas seltsam klingende Gründe auf, warum wir *zu allen vier Jahreszeiten* fasten sollten. Zum Beispiel: „Die sechste Sache ist: der Lenz gleichet der Luft; so fasten wir dann wider die Luft der Aufgeblasenheit und Hoffart. Der Sommer gleicht dem Feuer; so fasten wir wider die Hitze der Begehrlichkeit und Habgier. Der Herbst gleicht der Erden, so fasten wir wider die Erde geistiger Kälte und die Finsternis der Unwissenheit. Der Winter gleichet dem Wasser; darum fasten wir in dem Winter wider den leichten Fluß und die Unstetigkeit unsres Gemüts. Die siebente Sache ist, daß der Lenz sich gleichet der Kindheit, der Sommer der Jugend, der Herbst der Reife oder Mannheit, der Winter dem Alter. Also sollen wir fasten im Lenz, daß wir Kinder seien in Unschuld; im Sommer, daß wir zunehmende Jünglinge seien in Standhaftigkeit; im Herbst, daß wir reif werden in Bescheidenheit und Zucht; im Winter, daß wir alt werden in Weisheit und in einem ehrsamen Leben."[22]

Jede Jahreszeit kann dazu beitragen, das Fasten zum Erlebnis werden zu lassen: der Frühling mit der erwachenden und sich erneuernden Natur; der Sommer, der Sonnen- und Luftbäder sowie Wasserplantschereien ermöglicht; der Herbst, die besinnlichste der Jahreszeiten; der Winter, wo man sich, bei heulendem Sturm und klirrender Kälte draußen, in der Wärme der Stube geborgen fühlt und leichter zu sich selbst findet.

Wenn Sie übrigens zu einer kälteren Jahreszeit fasten, so bedenken Sie, daß beim Fasten der Organismus auf Sparprogramm eingestellt ist, daß er also weniger verbrennt. Sie frieren daher leichter, besonders an Händen und Füßen. Ziehen Sie sich ganz einfach wärmer an, und helfen Sie sich abends mit einem warmen Fußbad oder mit einer Wärmflasche. Bekanntlich wärmt auch ein Glas Pfefferminztee!

Ich selber habe mit dem Fasten im Spätfrühling und im Sommer gute Erfahrungen gemacht. Organisationen wie „Brot für alle", „Fastenopfer" und „Misereor" empfehlen mit Recht die Zeit vor Ostern, also die „Fastenzeit", für diese reinigende und heilende Übung.

Wie das Fasten beginnen?

Im Fasten lassen sich deutlich drei Phasen unterscheiden: Der *Einstieg mit dem Prozeß der „Umschaltung"*, das *eigentliche Fasten* und das *Fastenbrechen mit dem „Aufbau"*. Am schwierigsten ist die dritte Phase, aber auch der Einstieg hat seine Tücken. So kann es Ihnen passieren, daß Sie vor dem Fasten von einer eigenartigen Nervosität befallen werden. Sie haben das Bedürfnis, noch einmal richtig zu essen, und möchten dann den Einstieg mit der Darmentleerung möglichst rasch hinter sich bringen. Deshalb rate ich: Lassen Sie sich, bei aller Entschiedenheit, Zeit. Geben Sie auch der Seele Gelegenheit mitzukommen. Die Umschaltung auf die innere Ernährung ist nämlich kein mechanischer Vorgang. Er verlangt große Achtsamkeit. Stellen Sie sich daher innerlich schon in den Tagen oder Wochen davor auf die Fasten-Zeit ein, und schalten Sie vor dem Fastenbeginn ein bis zwei Rohkost- oder Obsttage ein. Dann mögen Sie durch „Glaubern" – 40 Gramm Glaubersalz, aufgelöst in ein bis zwei Glas warmes Wasser – oder durch einen Kamillentee-Einlauf die Umschaltung einleiten. Beachten Sie in diesem Zusammenhang auch, was wir weiter vorne zum Vorgang der „Umschaltung" gesagt haben.

Worauf beim Fasten achten?

Das eigentliche Fasten ist die einfachste der drei Phasen, denn hier dürfen wir uns getrost der dem Körper innewohnenden Intelligenz anvertrauen. Trotzdem mag es, zumal wenn Sie noch wenig Übung haben, hilfreich sein, beim Fasten folgendes besonders zu beachten:

Sich dem veränderten Rhythmus anpassen.

Beim Fasten tun Sie gut daran, sich dem etwas verlangsamten Körperrhythmus anzupassen und überhaupt zu spüren, was dem Organismus bekommt. In jedem Fall achten Sie auf folgendes: Stehen Sie nicht schnell auf, recken und strecken Sie sich, und setzen Sie sich dann erst einmal auf den Bettrand. So vermeiden Sie Schwindel und Übelkeit. Wenn Sie während der Arbeit fasten, gönnen Sie sich nach Möglichkeit in der Zeit, da andere essen, eine Ruhepause. Es liegt sich auch auf einem Teppich gut.

Welche hygienischen Maßnahmen beachten?

Da das Fasten eine umfassende Entschlackungs- und Ausscheidekur ist, kommt der Hygiene große Bedeutung zu. Achten Sie auf sorgfältige Mund- und Hautpflege, duschen Sie regelmäßig, und vermeiden Sie heiße Bäder! Bewegung und frische Luft werden Ihnen mehr als sonst zu einem Bedürfnis. Nicht von ungefähr gibt Gandhi den Rat: „Bade in der Morgenluft!"
Jeden zweiten Tag ist ein Einlauf oder ein milder Abführtee notwendig. Sie werden erstaunt sein, wieviel Stoffwechselreste und alte Stoffwechselschlacken während des Fastens ausgeschieden werden.

Wie die Entgiftung unterstützen?

Unterstützen Sie während des ganzen Fastens, wenn irgend möglich vor allem in der Mittagspause, die Leber in ihrer Entgiftungstätigkeit. Eine Wärmflasche oder ein Leberwickel – eine feucht-heiße Binde von ca. 20 cm Breite in der Höhe der Leber – wirkt Wunder. Auch eine Massage leistet gute Dienste. Übrigens, an sogenannten Krisentagen ist Geduld angebracht. Aber auch das Wissen, daß gewisse Unpäßlichkeiten durch den Ausscheide- und damit Heilungsprozeß bedingt sind, hilft.

Viel trinken.

Das Fasten ist eine Ausscheidekur, bei der die Flüssigkeit eine wichtige Rolle spielt. Trinken Sie viel – auf keinen Fall weniger als zwei Liter pro Tag!

Das Wort „Fasten" kommt bekanntlich von „fest" im Sinne von festmachen, festhalten, bewahren – englisch „fasten" – und meint somit: die Vorschriften und Regeln beachten, sich an ihnen festhalten. Fasten heißt also, einer Methode folgen. Das Ziel aller Regeln und Vorschriften ist aber Freiheit und nicht sklavische Unterwerfung. Sehr treffend bemerkt Rüdiger Dahlke dazu: Wer bei seiner 25. Fastenkur immer noch sklavisch nach Rezepten lebe, gleiche einem Schwimmer, der aus alter Gewohnheit auch nach 20 Jahren nicht auf den Schwimmreifen verzichten wolle.[23]

Was die Art des Fastens betrifft, so wird häufig zwischen Voll-Fasten und Teil-Fasten unterschieden. Beim Voll-Fasten wird während Tagen oder Wochen entweder ganz auf Nahrung verzichtet oder es werden nur wenige Kalorien in Form von Obst- und Gemüsesäften eingenommen. Beim Teil-Fasten, das besser „Diät" genannt wird, handelt es sich um verminderte Nahrungsaufnahme z. B. in Form von Obst, Gemüse oder Kartoffeln. Auf den ersten Blick erstaunt es, daß das volle Fasten besser gelingt als der teilweise Verzicht auf Nahrung. Genauer betrachtet, wird das aber verständlich. Beim Voll-Fasten „erwartet" der Organismus nichts von außen und bleibt nach der Umschaltung ruhig. Beim Teil-Fasten dagegen ist unser Organismus auf Nahrung von außen eingestellt und leidet Mangel. Wir sind frustriert. Nach dem Fastenbrechen und beim Nahrungsaufbau haben wir übrigens genau diese Situation. Wer Erfahrung im Fasten hat, weiß um diese kritische Endphase, und mit der Zeit gelingt es ihm, sich in dieser Übergangszeit gleichzeitig teilweise von außen zu ernähren und teilweise von innen. Der Aufbau fällt dann entsprechend leichter.

Das Voll-Fasten gibt es als Wasserkur, als Teekur und – wie bei der Buchinger-Methode – als Tee-Saft-Kur. Meiner Erfahrung nach eignet sich das Buchinger-Fasten besonders gut für das sogenannte „Heilfasten". Warum? Mit seinen vier „Mahlzeiten" pro Tag – siehe Fasten-Getränkezettel im Anhang – bleibt es in der Verwandtschaft des Essens und fördert so die Bereitschaft, sich neue Eßgewohnheiten anzueignen und ganz allgemein eine Umstellung im Leben vorzunehmen.

Und nun zu den sogenannten „Hilfsmethoden". Sie wurden für Buchinger mit der Zeit noch wichtiger als das eigentliche Fasten. Dazu gehören vor allem Zeiten und Räume der Stille, Gelegenheiten, zu sich selbst zu kommen und bei sich zu sein. Das Fasten für sich genommen disponiert, macht sensibel und empfänglich. An Ihnen ist es, was Sie mit dieser Sensibilität, mit diesem Aufgelockertsein machen. Vielleicht verbinden Sie einmal diese Zeit mit einer Lebens- und Neuorientierung, z. B. in einem Exerzitien- oder Meditationshaus.

Als Hilfsmethoden sehr zu empfehlen sind auch Eutonie oder Yoga-Übungen, die geeignet sind, Gelassenheit und innere Wachheit einzuüben; sie begünstigen den Fastenprozeß. Bis zu einem gewissen Grad verträgt sich das Fasten auch mit Zen-Meditation. Bei strengen Zen-Kursen sollte dagegen aus verschiedenen Gründen – Umstellungsprobleme beim Fasten, andere Form der „Konzentration" usw. – nicht gefastet werden.
Im übrigen ist jede Anregung, die das Fasten in seiner

Dreidimensionalität begünstigt, hilfreich. Es hat sich auch gezeigt, daß ein *Fasten „für"* dem Einzelnen hilft, sich mit anderen, besonders mit leidenden Menschen zu solidarisieren und damit leichter über seine eventuellen kleinen Beschwerden und Krisen hinwegzukommen. Ich habe, wie bereits ausgeführt, diesbezüglich mit Gruppenfasten für *Gerechtigkeit, Frieden und Bewahrung der Schöpfung* oder mit einem *Fasten für Frieden am Golf* sehr ermutigende Erfahrungen gemacht.

Wie das Fasten beenden und warum es wiederholen?

Wenn Sie das Fasten nach einigen Tagen oder, falls Sie schon geübt sind oder unter ärztlicher Kontrolle stehen, nach längerer Zeit beenden, achten Sie strikt auf folgende Regeln:
Die Zeit des Kostaufbaus sollte mindestens ein Drittel der Fastentage ausmachen. Wer z. B. zwölf Tage fastet, mache einen Aufbau von drei bis vier Tagen. Die Umstellung reicht ganz tief hinab in die physischen und psychischen Gegebenheiten. Seien Sie nicht überrascht, wenn sich dabei Müdigkeit, Völlegefühl, Schwere in den Gliedern, Arbeitsunlust einstellen. Es kann sogar zu einer leichten „Umschaltdepression" kommen. Bei klugem Verhalten und genauem Einhalten der Aufbaudiät – siehe Liste im Anhang – wird sich diese rasch legen, und die unbeschwerte Stimmung der letzten Fastentage kehrt wieder.

Wenn Sie das Fasten regelmäßig, wenn möglich jährlich, wiederholen, stellt sich der Organismus leichter von der äußeren auf die innere Ernährung um. Es ist, als ob wir die weit zurückliegende und fast ganz verlernte Fähigkeit, den Winter im Winterschlaf bzw. im winterlichen Fasten zu verbringen, wieder ein Stück weit zurückgewännen. Sie werden von den physiologischen Vorgängen nicht mehr so beansprucht und werden sensibler für die tieferen Zusammenhänge und für die leib-seelische, die religiöse und die soziale Dimension des Fastens.

Die Wiederholung macht das Fasten leichter und beschwingter, und das ist wichtig. Eine Übung wie das Fasten, die den Menschen mit seinen besten Kräften fordert, verträgt sich nämlich nicht mit Zwang und auch nicht mit Freudlosigkeit. Die Früchte bringen es an den Tag. Der Schwung des Herzens, die tiefe, letzthin nicht mehr erklärbare Freude sind ein Markenzeichen echten, in der Wiederholung gewonnenen Fastens. Vergessen Sie also beim Fasten die Freude nicht. Oder besser: Fasten Sie so, daß Sie dabei entdecken, wie Fasten froh macht.

2. Erlebtes Fasten

Nach einem vierzehntägigen Meditationskurs in Verbindung mit Heilfasten habe ich Teilnehmerinnen und Teilnehmer gebeten, für diese Veröffentlichung einen Bericht zu schreiben. Die Vorgabe, die ich mündlich den einzelnen gegenüber gemacht hatte, lautete etwa so: Schreiben Sie bitte auf ein bis zwei Seiten das nieder, was Ihnen von Interesse erscheint für Menschen, die sich ein Bild über Ablauf und Wirkungen des Fastens in Verbindung mit Meditation machen möchten.

Neun von den eingegangenen fünfzehn Berichten habe ich in diese Sammlung aufgenommen. Um den persönlichen Stil und den Erlebnischarakter zu wahren, wurden sie, abgesehen von kleinen Kürzungen, unverändert belassen. Ich habe auch darauf verzichtet, eine thematische Gliederung vorzunehmen; die Texte sind mit den Initialen ihrer Verfasser und Verfasserinnen – vier Frauen, fünf Männer im Alter von 37–62 Jahren – wiedergegeben.

Ich fühle mich wie neugeboren

Voller Idealismus und gutem Willen, im Wissen, auch für die Gesundheit etwas zu tun, beginne ich den Kurs. Fröhlich essen alle Teilnehmer den letzten Apfel.

Die ersten Tage bringen dann wirkliche Ernüchterung: Kopfschmerzen, Gelenkschmerzen, krummer Rücken, Gedankengewirr, Strohdreschen statt dem in der Meditation nötigen behutsamen, aufmerksamen Begleiten des Atems. Je länger ich still sitze, desto unruhiger werde ich innerlich. Und dies gerade jetzt, wo doch *die* Gelegenheit bestünde, mich zu sammeln, nach innen zu leben, frei zu werden. Skrupel kommen auf. Habe ich diesen Kurs aus egoistischen Motiven, quasi als Egotrip, gewählt? Daheim lasse ich Menschen und Arbeit zurück, lasse einige vielleicht sogar im Stich! Was soll das Ganze? Bin ich wirklich auf dem rechten Weg?

Nach qualvoller Eingewöhnungsphase und intensiver Auseinandersetzung mit den auftauchenden Skrupeln kommen tiefere Erlebnisse und die Einsicht, daß diese Übung mir Geduld und Demut abverlangt. An Leib und Seele erlebe ich: Solange noch eine leise Spur von Absicht besteht, diese gegebene Zeit nützen zu wollen oder zu sollen, solange ich Sammlung angestrengt suche, vertreibe ich sie auch mit Sicherheit. So sage ich mir: Nimm einfach demütig an, daß Unverarbeitetes auftaucht, Gedanken und Beobachtungen dich beschäftigen. Schließlich hast du dies als Psychologin jahrelang geübt. In der noch verbleibenden Zeit mußt du wieder umlernen, lernen loszulassen.

Der Kurs ist vorbei. Zurück bleibt eine große Dankbarkeit dafür, die Fastenzeit durchgestanden und -gesessen (Meditation) zu haben. Dankbarkeit auch für das Gemeinschaftserlebnis, wo jede(r) mitträgt, wortlos. Die Sinne, durch Fasten, Schweigen, Meditieren und Leib-

erfahrungen verfeinert, nehmen Persönliches und Über-
persönliches viel differenzierter wahr als früher. Ich
spüre mich selbst, die Mitmenschen und die Umwelt
viel intensiver und fühle mich wie neugeboren, als Teil
des Kosmos. Nichts hat sich verändert, aber alles ist anders.

Diese innere Erfahrung kann ich schwer in Worten aus-
drücken. Gestärkt komme ich aber aus dem Prozeß heraus und hoffentlich auch ausgeglichener und bescheidener als ich diese Reise angetreten habe. Ich freue mich
darauf, mich den Aufgaben des Alltags wieder zu stellen.
Als erstes werde ich Spargel kochen, ein wenig Wein
trinken und mit Freunden plaudern.
Was meine Zukunft betrifft, so möchte ich, wenn möglich, noch jedes Jahr in meinem Leben diese Exerzitien
auf mich nehmen: Fasten aus Solidarität mit den hunger-
leidenden Menschen auf unserer Erde; Fasten, um Mä-
ßigkeit wieder zu erreichen in einer Zeit, da so viel Leid
auf der Welt durch gedankenlosen Konsum und Über-
fluß entsteht; Fasten, um wirklich von der eigenen Sub-
stanz etwas herzugeben.   R. E. A.

Fasten als Zeit intensiven Lebens

Viermal habe ich bisher gefastet, und für nächstes Jahr
habe ich es wiederum vorgesehen. Wenn ich mich frage,
warum ich eigentlich faste, wozu diese alljährlichen vierzehn Fastentage gut sind, so komme ich vor allem auf
folgende Gründe: Zunächst gesundheitliche. Als Junge
hatte ich einmal eine lebensgefährliche Vergiftung, die
bleibende Spuren hinterlassen hat. Ich kann meinem

Körper kaum größere Wohltaten schenken als diese Tage der Erneuerung.

Dann gibt es auch geistig-seelische Beweggründe: Ich kehre dem beruflichen Engagement und allen damit verbundenen Aktivitäten für einige Zeit den Rücken, um wieder mehr zu mir selbst zu kommen. Diese Selbstbegegnung war bisher jedesmal ein Abenteuer, das mich aber mir selbst einen Schritt näher brachte. Außerdem scheint das Fasten meine sinnenhafte, geistige und seelische Wahrnehmungs- und Erlebnisfähigkeit zu verstärken. Wie wohltuend diese Erfahrung ist, kommt in den folgenden Aufzeichnungen aus meinem Fastentagebuch zum Ausdruck:

Fünfter Fastentag: Während der sechzehn Stunden dieses Tages dachte ich nur deshalb viermal ans Essen, weil mich das Wort „Tee" bzw. „Erfrischung" auf dem Tagesplan daran erinnerte. Ein Hungergefühl kam bisher nicht auf, jedenfalls kein erwähnenswertes. Die mit Kräutern gewürzte Gemüsebrühe zu Mittag schmeckte vortrefflich und ebenso das frische Schönbrunner Quellwasser. Bin ich bescheidener geworden in den Ansprüchen, oder haben sich meine Geschmacksempfindungen verfeinert? Ich bin für sinnenhafte Eindrücke sehr empfänglich und zugleich dankbar. Ein Glas Wasser kommt mir vor wie ein Geschenk; ja, es ist tatsächlich ein Geschenk des Lebens.

Zehnter Fastentag: Heute bin ich um 5.30 Uhr erwacht, und ich fühlte mich unternehmungslustig. Als später die Musik zum Wecken erklang, war ich bereits von einem kurzen Spaziergang zurück. Die Melodien sind mir in den Leib gefahren. Unwillkürlich machte ich Körperübungen dazu: eine übermütige Kombination von Tanz, Gymnastik und Skiturnen. Ich fühlte mich sehr wohl dabei. Das liegt nicht nur an den Kilos, die ich bisher abgestreift habe. Das gute Gefühl sitzt tiefer – ich bin allem kreatürlichen Leben verbunden, und es drängt mich, meine Frau und die Kinder und alle Weggenossen hier und in der Ferne in dieses Lebensgefühl mit einzubeziehen. Im Verlaufe des Tages ein schöpferischer Impuls: Ich nehme mir für die Zukunft vor, den Sinn aller beruflichen Tätigkeiten vom Gesichtspunkt der Lebensförderung her zu beurteilen.

Zwölfter Fastentag: Unterwegs auf meiner alltäglichen einstündigen Wanderung in Richtung Gubel. (Die Wanderung gehört nicht zum Programm, ich unternehme sie aus eigenem Antrieb.) Der untere Teil des Weges ist steil. Dennoch steige ich kaum langsamer bergan als zu „normalen" Zeiten. Das Fasten hat meine körperlichen Kräfte nicht reduziert. Ich fühle mich leicht und außerordentlich wohl, und im Gehen versuche ich auf meinen Atem unten im Bauch zu achten. Schritt um Schritt gehe ich aus dieser inneren Mitte heraus. Ein religiöser Gedanke steigt unvermittelt aus dem Schweigen auf, ein Jesuswort: „Ich bin der Weg ..."

Warum ich weiterhin in einem Rahmen, wie ihn Bad Schönbrunn bietet, fasten möchte: Da ist vor allem die Erfahrung des Schweigens. Vor einigen Jahren besuchte ich anderswo einen Fastenkurs, der nicht mit Schweigen verbunden war. Die Teilnehmer unterhielten sich in stundenlangen Gesprächen über Essen, Schlemmen, Gaumenfreuden, und sie schwärmten von den kulinarischen Vergnügen, die sie nach dem Fastenkurs genießen würden. In dieser Umgebung hatten viele Mühe, das Fasten einzuhalten. Ganz anders, wenn es mit Schweigen und Meditation verbunden ist. Eßgelüste verschwinden rasch, und eine innere Ruhe kann sich entfalten, die für andere Inhalte Raum läßt.

Eine weitere mir wichtige Erfahrung ist die Feststellung, daß ich in der Ruhe der Fastentage alles körperliche, geistige und seelische Geschehen intensiver erlebe. Vielleicht faste ich aus Freude am intensiver spürbaren Leben. In dem Maße, wie ich frei bin vom dauernden Informationsfluß des Alltags, werde ich empfindsamer für elementare, scheinbar selbstverständliche Werte und offen für schöpferische Impulse und Energien, die sich später im Alltag anwenden lassen.   E. E.

Verzicht bedeutet nicht immer Verlust

Seit zwanzig Jahren bedeutet für mich das jährliche Fasten „Butter und Honig". Man könnte annehmen, ich sei süchtig auf das Fasten ... Süchtig bin ich jedoch nur auf die täglichen, wenn auch einfachen, guten Häppchen, die ich im Laufe des Jahres so zu mir nehme. Und die sich in entsprechenden Rundungen niederschlagen!

Trotzdem: Dieser mageren drei oder vier Kilos wegen, die ich jeweils nach dem Schönbrunner Fasten nicht mehr nach Hause trage, würde ich mich wohl kaum vierzehn Tage meines kostbaren Lebens lang kasteien, wenn nicht weitere Erfahrungen mit dem Fasten verbunden wären. Meine Eßlust – um nicht zu sagen, Eß-Sucht – für zwei Wochen in Schach zu halten, mir selber beweisen, daß ich (noch) fähig bin, freiwillig Verzicht zu leisten: Dies alles gibt mir ein gutes Gefühl.

„Verzicht bedeutet nicht immer Verlust", hat mein Psychologie-Professor mir „einst im Mai" gepredigt. Welche Behauptung ich damals, trotz Schwärmerei für meinen Lehrer, nur mit großem Vorbehalt entgegennahm. Inzwischen habe ich längst erfahren, daß diese Aussage sehr wohl stimmt. Und wenn sie auf etwas ganz besonders zutrifft, dann auf das Fasten. Auch wenn es schwer sein dürfte, dies zu beweisen. In welcher gesundheitlichen Verfassung wäre ich wohl heute ohne diese jährliche „Useputzete"? Ohne es belegen zu können, bin ich auch davon überzeugt, daß ich meine körperliche Gesundheit, meine seelische Gelassenheit (soweit vorhanden), meine geistige Spannkraft, meine noch vorhandene Leistungsfähigkeit nicht zuletzt diesem regelmäßigen Verzicht auf Nahrung, auf das ach so geliebte Essen, verdanke. Von der geistig-seelischen Komponente der Erfahrungen während dieser Fastentage wage ich kaum zu sprechen. Dies zu beurteilen, muß ich anderen überlassen. Nur soviel: Eine solche Wahrheit, eine auch nur annähernd vergleichbare Klarheit des Geistes erlebe ich während der übrigen Zeit des Jahres kaum. Also: Der Verzicht auf den Verzicht, sprich, auf das jährliche Fasten, würde mir sehr schwer fallen. I. R.

Gedanken eines Managers über das Heilfasten

Ich saß im Kreis einiger Mitarbeiter beim Mittagessen. Beiläufig sprach ich von meinem bevorstehenden Urlaubsaufenthalt in der Schweiz. Zunächst herrschte etwas Neugier vor und die Frage: „Wohin fahren Sie? Werden sie Skilaufen?"

Es war deutliche Verwunderung zu spüren, als ich verneinte und zu erläutern versuchte, weshalb ich zwei Wochen lang fasten, meditieren und schweigen wollte.

Die Fragen häuften sich: Und das soll Urlaub sein? ... Wollen Sie abnehmen? ... Ist Fasten wieder eine neue Mode? So wie exklusive Zirkel, Golfspiel oder Tennissport? ... Fasten mag gut sein für „Fromme" und Kleriker ... In der Bibel ist häufiger die Rede vom Fasten ... In jüngerer Zeit war da noch Gandhi, er hat mit Fasten sehr viel erreicht. Das war aber auch ein Inder, uns bringt das nichts ...

„Wirklich nicht? Sind Sie da so sicher?" – So frage ich zurück und merke, ich bin mir selber nicht mehr so sicher. Aber ich bin offen und auch etwas gespannt.

Die ersten Tage sind schwierig, Ängste machen sich breit – werde ich es schaffen? Ich bin müde, ohne Konzentration, hilflos. Etwa ab dem dritten Tag klären sich die Gedanken, ich spüre plötzlich neue Kraft. Alles, was bisher so wichtig war, z.B. übertriebener Ehrgeiz, das starke Interesse an Zerstreuung, langweilige Gesellschaft, die körperliche und geistige Betriebsamkeit oder gar das Gefühl, ohne mich läuft sowieso nichts, läßt plötzlich nach. Die Dinge bekommen ihren richtigen Stellenwert. Ich bin wieder fähig zu sortieren: Was ist wichtig? Was hat Priorität vor der Gschaftlhuberei? Gedanken und Fragen steigen auf: Ich habe diesem oder jenem Mitarbeiter oder Problem nicht genügend Zeit gewidmet. Ich habe nicht genügend zugehört oder zu lange gewartet, bis ich ein Gespräch unterbrochen habe. Es gibt immerhin Menschen, die reden stundenlang am liebsten über sich selbst. Ich werde sie bremsen, damit ich mehr Zeit habe für die Stillen, die ohne Murren ihre Arbeit gut machen. Wann habe ich zum letzten Mal ein gutes Gespräch mit meinem Sohn, meiner Tochter geführt oder mit meiner Frau?

Wahrhaftig – die Liste ließe sich noch beliebig ergänzen. Die Erkenntnisse werden Gestalt, wenn man fastet. Man sieht die Versäumnisse nüchtern und offen. So etwas wie Reue meldet sich.

Während des Fastens hatte ich ein kleines Erlebnis, das mir nachgeht. Ein Bäcker fuhr mit seinem Pkw-Kombi auf dem Weg vorbei. Im hinteren Teil des Wagens lag schönes braunes Brot. Ich habe es im selben Moment „gerochen und geschmeckt". Bilder aus der Dritten Welt tauchten vor meinem geistigen Auge auf. Mir wurde klar, wie sich dort ein Mensch fühlen muß, der uns aus hungrigen Augen ansieht und seine müde Hand träge nach unserer Hilfe ausstreckt. Verzicht macht einsichtig und bereit für die Not des anderen.

Der Kurs geht zu Ende. Ob ich es meinen Mitarbeitern vermitteln kann, daß ich sie alle mag und anerkenne, auch wenn sie gelegentlich Fehler machen und den Anforderungen nicht immer gerecht werden? Ob ich ihnen deutlich machen kann, daß unsere Arbeit kein Selbstzweck oder nur Broterwerb ist, sondern auch dem Nächsten dienen kann? Ob ich genügend Geduld, Kraft und Konsequenz aufbringe, wenn ich täglich meinen Mitarbeitern begegne und gefordert werde? Ich hoffe und wünsche es sehr.

Vier Wochen später: Es ist nicht zu verbergen, daß eine Veränderung mit mir vorgegangen ist. Die Arbeit empfinde ich nicht mehr als schwere Last, aber auch nicht mehr als das absolute Ziel meines Seins. Mehr Geduld mit anderen und mit mir selbst, auch in heiklen Fragen und Situationen, sind deutlich feststellbar. Meine Gedanken sind klarer. Der Schlaf ist tief und fest. Das Gewicht hat sich nicht wieder erhöht, ich esse bewußter, meide „alte Sünden".

Oft habe ich interessante Gespräche mit Mitarbeitern und Geschäftspartnern, wenn ihnen an meinem Verhalten etwas auffällt und sie mich danach fragen.   K. G.

Ein Weg, der immer weiter geht

Samstag, 1. Tag – Der erste Fasttag ist bald um. Ich fühle mich wohl wie immer hier. Der Apfel von gestern hatte sein kurzes Gastspiel bei mir rasch beendet, das Glaubersalz war „lecker" wie immer.

Nach dem Mittagsschlaf war ich noch kurz auf dem Gubel. Er war noch da. Ein paar alte Bekannte sind auch wieder hier.

Dienstag, 4. Tag – Jetzt geht's wieder. Ich bin nicht mehr wie gestern der Ansicht: So was Blödes wie ich jetzt macht ein normaler Mensch gar nicht. Dabei hatte ich mich schon das ganze Jahr darauf gefreut, wieder hierherzufahren.

Aber jetzt seh' ich wieder Land. Und schließlich: Will ich eine Veränderung oder nicht? Wo gab's denn schon mal eine Veränderung ohne Krise.

Freitag, 7. Tag – Heute ist der siebte Tag. Es soll ein Krisentag sein. Ich spüre nichts davon. Es fällt mir leicht zu sagen: Jeder Tag ist ein guter Tag. Die ganze Müdigkeit der vergangenen Tage ist verflogen. Meine Schrift ist schwungvoll – sie gefällt mir. Ich habe zwar vergangene Nacht nicht tief geschlafen, aber ich habe auch die wache Zeit genutzt, fast möchte ich sagen, genossen.

Ich spüre, daß Gesammeltsein und Dynamischsein sich bei mir nicht notwendigerweise ausschließen. Anscheinend ändern sich so scheinbar festgefügte Strukturen. Das gibt mir Hoffnung.

Gestern hatte Frau B. Geburtstag. Zwei prächtige Geburtstagssträuße stehen in der Halle. Wie die Blumen duften. Auch die Vögel draußen und die Bilder in den Hallen nehme ich viel intensiver wahr. Bei den Menschen geht es mir ebenso. Ich spüre viel mehr. Das kenne ich von früher. Oft werde ich dann im Umgang liebevoller, toleranter, manchmal aber auch kritischer, direkter.

Montag, 10. Tag – Eine vierzig Jahre alte große Operationsnarbe am Bauch meldet sich wieder. Aber dieses Mal ist es anders als früher. Ich spüre, es kommt Leben in diesen Bereich. Er wird besser durchblutet.

Die Durchblutung ändert sich bei mir überhaupt. Nach den ersten beiden Fastenkuren war ich mit einer fast weißgrauen Gesichtsfarbe nach Hause gekommen. Ich war von Kind an blaß. Seit der dritten Kur ist mein Gesicht das ganze Jahr über gut durchblutet.

Auch meine Knie machen mir jetzt viel weniger Beschwerden. Früher hatte ich nach längerem Bergabgehen immer Schmerzen. Und meine vom Nacken ausgehenden häufigen Kopfschmerzen sind im Lauf der Jahre fast verschwunden.

Dienstag, 11. Tag – Heute nacht habe ich meiner Tochter einen langen Brief geschrieben. Bisher wollte ich mich in die Sache nicht einmischen, aber gestern wurde mir plötzlich mit großer Eindringlichkeit klar: Hier mußt du etwas helfen, damit sie eine klare Entscheidung trifft. Ich wundere mich, wie aktiv ich nebenher noch bin.

Mittwoch, 12. Tag – Soeben habe ich den ersten Apfel gegessen. Er ist eigentlich die beste Mahlzeit beim Fastenbrechen. Alles ist ganz ruhig. Ich esse so, wie ich eigentlich immer essen möchte: Ich koste jeden Bissen. Eine gute Übung. Fasten ist für mich *die* Möglichkeit, das kontrollierte Essen zu üben.
Und umgekehrt: Jedes kontrollierte Essen ist eine Vorübung des Fastens. Alles zusammen ist Einüben von innerer Freiheit, Einüben der Fähigkeit, etwas zu tun oder zu lassen, wenn ich es so als richtig empfinde.

Donnerstag, 13. Tag – Heute gibt es zum Frühstück eine Kleinigkeit zum Kauen. Am Nachmittag werden wir wieder reden. Gewogen habe ich mich dieses Mal überhaupt nicht. Zu Hause werde ich dann sehen. Vier Kilo werden es wieder sein.

Freitag, 14. Tag – Ich habe einige interessante Leute kennengelernt. Es ist bemerkenswert, wie vertraut Menschen miteinander sind, die sich zwar zwei Wochen lang auf diese Weise wahrgenommen, aber kaum ein Wort gewechselt haben.
Ich bin jetzt bald 60, und die meisten Möglichkeiten meines Leben liegen hinter mir. Aber ich stecke nicht gern in einer Sackgasse – irgendwo muß es weitergehen.

Mir öffnen das Fasten und die Meditation die Türe zu einem Weg, der immer weiter geht. H. H.

Fasten – ein Konditionstraining besonderer Art

Vor einigen Jahren hörte ich einen Vortrag über das Fasten, gehalten von einem Arzt, der eine Fastenklinik in Überlingen leitet. Sehr erstaunt war ich in diesem Bericht über die vielseitigen positiven Auswirkungen des Fastens auf die Gesundheit der Menschen. Noch mehr beeindruckte mich bei der anschließenden Fragerunde die Erzählung einer älteren Zuhörerin, in der sie schilderte, wie sie jedes Jahr drei Wochen zu Hause faste und dabei täglich Gartenarbeiten sowie längere Spaziergänge mache.

Nach dem Vortrag kaufte ich mir Helmut Lützners Buch *Wie neugeboren durch das Fasten,* eine ärztliche Anleitung zum selbständigen Fasten. Nachdem ich an den darauffolgenden Abenden das gut verständlich geschriebene Buch gelesen hatte, stand mein Entschluß fest: Fasten möchte ich auch ausprobieren, einfach um meinem Körper durch die Entschlackung etwas Gutes zu tun und dabei auch noch abzunehmen. Also fing ich frohgemut an und erlebte gleich mit dem Glaubersalz meine erste Schwierigkeit, denn mein Magen war über dieses Getränk so beleidigt, daß er kräftig entleerte, jedoch in die verkehrte Richtung. Diese Abneigung blieb, weshalb ich für mich eine andere Art der Darmentleerung wählte in Form eines weiteren Rohkosttages. Diesem folgte am Morgen des ersten Fastentages ein Glas Sauerkrautsaft und warmes Mineralwasser, während des Fastens gelegentlich ein Einlauf.

An den nun folgenden sieben Fastentagen konnte ich erleben, wie erstaunlich leicht mir das Nichtessen fiel, und ich machte nach dem mittäglichen Gemüsesaft Spaziergänge, die ich mir schon lange vorgenommen, jedoch nicht ausgeführt hatte. Ich fühlte mich wohl.

Beim Aufbau machte ich allerdings viele Fehler und erreichte in Bälde mein vorheriges Gewicht. Doch mir blieb das Wissen,

- daß mir Fasten leichter fällt als eine reduzierte Kost;
- daß ich in dieser Zeit ausgeglichener und weniger aggressiv reagiere auf Unannehmlichkeiten;
- daß sich die starke Überempfindlichkeit meiner Gesichtshaut gegen denaturierte Nahrungsmittel sowie Umwelteinflüsse unmittelbar nach dem Fasten erheblich besserte;
- daß ich nach einem langen Berufsalltag abends meistens frischer und somit aktiver war als üblich;
- daß ich eine aufmerksamere Zuhörerin war.

In mir entstand der Wunsch, einmal etwas länger und unter Anleitung zu fasten. So meldete ich mich zu einem Kurs in Bad Schönbrunn an. Ich hatte viele Erwartungen, vor allem hoffte ich, die Aufgabe erkennen zu dürfen, die mir und meinem Leben gestellt ist, ohne von so vielen schönen Nebensächlichkeiten abgelenkt zu werden.

Sehr angenehm empfand ich, daß im Kurs in Bad Schönbrunn nicht das Fasten im Vordergrund stand, sondern die Selbstfindung und die Erfahrung, wie gut und ermutigend es ist, in der Gruppe zu fasten.

Heute, drei Wochen nach dem Fasten, gewinne ich den Eindruck, ich hätte eine Art Konditionstraining gemacht. Ich fühle mich nicht nur körperlich gestärkter, vitaler, weniger bequemlichkeitsliebend, sondern ich gehe nun auch Aufgaben an, die ich schon Monate vor mir herschob und die immer unüberschaubarer wurden. Was mich freut und verwundert, ist, daß ich zu einigen Mitfastern und Mitfasterinnen, ohne sie zu kennen oder sie gesprochen zu haben, großes Vertrauen fassen konnte; denn damit habe ich sonst keine Eile.

Ich werde gelegentlich „private" Fasten einschalten und gedenke, dabei folgendes anders zu machen als bei meinem ersten Versuch vor einigen Jahren:

- Gegen Schwindel beim morgendlichen Aufstehen (insbesondere bei niederem Blutdruck) vorher kräftig räkeln, genauso kräftig die Fußrücken massieren und zur Erfrischung stets ein Glas Wasser in Reichweite haben.
- Mehr Zeit einplanen zwischen Aufstehen und Aus-dem-Haus-Gehen.
- In dieser Zeit nicht mit Fastenunerfahrenen darüber reden, um weder ihre Befürchtungen plus Ängste noch ihre Bewunderung aushalten zu müssen.
- Weitgehend Lektüre und Massenmedien meiden, da mir die Inhalte so gegenwärtig werden und mich dann bis in die (Alp-)Träume verfolgen.
- Fastenprotokoll schreiben, in welchem ich Befinden, Unternehmungen, festgestellte Veränderungen usw. notiere, um mir für weiteres Fasten Mut zu machen.
- Während der Fasten-, vor allem aber während der Aufbauzeit Einladungen und Feste meiden.   E. K.

Das Fasten war die größte Überraschung

Nachdenklich kaue ich am ersten Abend den obligaten Apfel. Dies wird für längere Zeit meine letzte feste Nahrung sein. Plötzlich melden sich Zweifel: werde ich dem Fasten gewachsen sein? Was, wenn mich der Hunger plagt bis zum „geht nicht mehr"? ... Ich bewundere meinen Mut zur Anmeldung und beschwichtige mich selbst mit dem Hinweis, daß immerhin die Meditation mit Schweigen für mich nichts Neues ist. Ja, die Meditation war eigentlich der Hauptantrieb zum Kursbesuch, meditieren über längere Zeit, verstärkt durch die möglichen Erfahrungen des Fastens ...

Heute, zwei Wochen nach Kursende, nehme ich mit Schmunzeln und Ehrfurcht zugleich Kenntnis von meinen Tagebuchnotizen, aus denen ich zusammenfassend folgendes festhalte:

Das Fasten war für mich die größte Überraschung. Im voraus sah ich mich mit eisernem Willen und knurrendem Magen während vierzehn Tagen den Hunger bezwingen. Doch nichts von alledem. Mit Ausnahme des vierten Tages (Herzklopfen/Schweißausbrüche kurz vor Mittag) hatte ich überhaupt keine Mühe. Im Gegenteil, ich empfand dies als Normalzustand.

Die folgenden Tage waren geprägt von einer immer tiefergehenden Sensibilisierung und Dankbarkeit gegenüber allem, was war, ist und sein wird, gegenüber allem, was mir zuteil, erfahrbar und bewußt geworden ist, gegenüber allem, das mit höheren Sphären, mit dem Kosmischen, dem Göttlichen zu tun hat. War es die

Meditation oder das Fasten? Ich glaube, beides gemeinsam. Dem Tagebuch entnehme ich:

11. Tag – Mir fällt auf, daß sich trotz Schweigen langsam aber sicher eine gewisse Vertrautheit bemerkbar macht. Ich merke deutlich, daß die Sorgen und Nöte von der ganzen Gruppe getragen werden. Schon gute zehn Tage schweigen wir miteinander, und doch kennt bald jeder jeden. Dies ist für mich bei jedem Meditationskurs von neuem etwas Verblüffendes. Irgendwie ist spürbar, daß wir alle kollektiv verbunden sind, so wie auch alle Berge und Bergrücken, die sich stolz über einem Nebelmeer erheben, einen gemeinsamen Unter-Grund haben ...

Im Meditieren glaube ich einen eindeutigen Erfolg feststellen zu dürfen. Ich konnte die letzten zehn Tage praktisch ohne Beschwerden sitzen. Dies erlaubte mir, vermehrt an der Sitzhaltung zu arbeiten. Auch die Erkenntnis ist gewachsen, daß ich mich nur aus der richtigen Sitzhaltung heraus optimal auf den Atem konzentrieren kann ...   H. A.

Vertiefte Erfahrung durch längeres Fasten

Vor elf Jahren hielt ich ein erstes Wasserfasten von einer Woche. Die Worte aus der Liturgie haben mich dazu bewogen: „Durch das Fasten des Leibes hältst Du die Sünde nieder, erhebst Du den Geist und erhöhst die Kraft der Tugend." Es waren für mich Tage der Sammlung, der Konzentration, Tage des freudigen Verweilens, Tage des Kindseins. Es war noch ein ungekonntes

Fasten, aber so reich, daß ich Geschmack daran bekam und seither jedes Jahr faste. Neben einigen Kilos Übergewicht habe ich auch die Neigung zu einer lästigen Migräne verloren. Das Gewicht war nach ein paar Tagen wieder da, weil ich von richtigem Fastenbrechen und Aufbau noch keine Ahnung hatte; die Migräne kam aber nie wieder. In den folgenden Jahren habe ich jeweils in den Ferien gefastet und mich nachher ruhiger, besser ausgeruht und frischer für meine Aufgaben gefühlt. Das Fasten machte die Ferien auch einfacher und billiger.

Dann kamen Fastenzeiten in Verbindung mit Einsiedlerleben. Neben anderen Motiven habe ich damals notiert: „Ich möchte mein Leben noch mehr vereinfachen, manche Gewohnheiten ablegen und einen Eß-, Wohn- und Gebetsstil finden, der bis ins Alter und vielleicht auch im einsamen Alter Form sein kann: nicht alles Mögliche durch Kopf, Herz und Magen jagen; meinem Bedürfnis nach Hingabe einen Weg bahnen."

Auf der Isola Maggiore im Trasimenischen See, wo Franziskus (der Gründer unserer Ordensgemeinschaft) vierzig Tage fastete und ich es ihm acht Tage nachmachte, habe ich notiert: „Die Träume verraten mir einen Hang zum Mich-Zeigen. Ich sehe mich zum Beispiel Skikunststücke vollbringen, die einer Hot-dog-Meisterschaft würdig wären."

Eine sehr schöne Erfahrung hat mir das Fasten beim Besuch eines Mitbruders gebracht, welcher Einsiedler ist. Er hat mir aufmerksam entgegengewartet, mich mit welschem Charme empfangen, hat mir den Rucksack abgenommen, mir zur Stärkung einen mit Schnaps getränkten Zucker gereicht (das sei bei den Bauern in der Umgebung so Brauch), und hat mir für das letzte Wegstück die Felle auf die Skier geheftet. Und dann war tagelang nichts stärker als die Gegenwart des großen und demütigen Gottes in der fast totalen Stille einer winterlichen Bergwelt und in der gewaltigen Stille der Eucharistie. Diese Gegenwart, diese Gegenwärtigkeit, dieses Aufwarten in aller Müdigkeit, in allem Dunkel, allen Tiefen und Abgründen, in allen Freuden und in allem Gewöhnlichen, dieses geduldige und allem Menschlichen unterworfene Warten und Erwarten Gottes zieht mich seither mit feinem und überaus nachsichtigem Charme zum Fasten hin.

1982 besuchte ich einen ersten vierzehntägigen Kurs in Bad Schönbrunn. Ich spürte, wie tieferliegende Ablagerungen des Leibes und der Seele heilsam angegangen wurden. Und jetzt also ein vierwöchiges Fasten, wobei ich froh bin, die zweite Hälfte wieder in Bad Schönbrunn verbringen zu dürfen. In der dritten und vierten Fastenwoche spüre ich deutlicher denn je die Neigung, mich an einer Wahrheit, einer Tugend, an etwas in seinem Gleichgewicht sehr Schönem festzuhalten. Aber besonders dank der Meditation wächst auch die Fähigkeit, loszulassen. Und siehe: Nichts ist verloren, und ich bin überhaupt nicht verlassen. Selten war ich so allein und doch mit so vielen eins. Beziehung wächst. Ganz einfach. Und zwar Grundbeziehung.

Im kommenden Frühling möchte ich vierzig Tage fasten, die letzten vierzehn Tage wieder in Bad Schönbrunn. Der Leiter dieses Kurses, Pater Brantschen, traut mir dies zu. „Entscheidend ist die Motivation", hat er mir gesagt. Jedes Rekorddenken schade dem Vorhaben.　　N. R.*

Dank Fasten glücklich, ein Mensch zu sein

Es fällt mir schwer, meine Heilfastenerfahrungen in Worte zu kleiden. Ich denke, so wie jeder Mensch anders ist, einmalig, so werden die Erfahrungen im Heilfasten für jeden anders und immer einmalig sein. Auch ich habe die drei bisherigen Kurse je anders erlebt.

Die organisch-körperlichen Unpäßlichkeiten, die das Fasten hervorruft, haben mir nie ernsthaft Schwierigkeiten bereitet. Zu Anfang ein klein wenig Unwohlsein, Kopfweh, Müdigkeit und einige wenige andere Schmerzerscheinungen. Bald fühlte ich mich körperlich beweglicher, gelöster, und immer wieder neu kommt mir zum Bewußtsein, wie wichtig die Übung, eine gewisse Disziplin, die richtige Eßgewohnheit und die Bewegung im Alltag sind, um Leib und Seele als Einheit zu erfahren.

Für den seelisch-geistigen Bereich möchte ich meine Heilfastentage mit der fünften Sinfonie von Ludwig van Beethoven vergleichen: „So pocht das Schicksal an die Pforten." Die Stille, das Schweigen und das Verbleiben in der Sammlung helfen mir, in die Tiefe zu kommen. Die Liebe zu Gott wächst, so wie auch die Liebe zum Mit-

---

* N. R. hat mit Gewinn die biblische Zeit von 40 Tagen gefastet, die letzten Tage wie vorgesehen unter meiner Leitung. Er konnte dabei seine früher gewachsenen Erfahrungen vertiefen und noch mehr ins Leben integrieren.

menschen und zur Natur wächst: Jede Blume, jedes Gräslein, ja sogar eine „lästige Fliege" betrachte ich mit anderen Augen. Das Vogelgezwitscher empfinde ich in dieser Zeit als eine besondere, im Alltag oft überhörte Mitteilung. Die sinnvolle Kombination von Fasten, Meditation, Arbeit am Leib (Haltungsübungen), Gottesdienst und Vortrag hilft mir, offen zu werden, und ich kann es des öfteren kaum fassen, daß ich bin, *so* bin, wie ich bin.

Diese Durchsichtigkeit läßt aber auch manchen hartnäckigen Stachel schmerzhaft erkennen und empfinden. Eine wesentliche Hilfe, die Krisen durchzustehen, erwächst jeweils aus dem Zusammenhalt der Gruppe, die spürbar trägt.

In den Alltag zurückgekehrt, verspüre ich jeweilen eine unsagbare Kraftquelle, lebe bewußter, empfinde Schweres und Schönes intensiver, erkenne immer besser, was wichtig und richtig ist, und fühle mich glücklich, Mensch zu sein.   L. Z.

3. Fasten im Alltag*

Beim Wort Fasten denken viele an eine Klinik, an Ärzte. Vielleicht auch an die Abgeschiedenheit eines Bildungshauses oder an Ferien, die ein solches Vorhaben begünstigen. Wenige denken beim Fasten an Alltag und Arbeit. Ist Fasten *im* Alltag möglich? Die Antwort lautet: Unter bestimmten Voraussetzungen ist das Fasten im Alltag nicht nur möglich; es bietet, besonders was die Nach-Fasten-Zeit betrifft, sogar eine Chance, die so mit dem Fasten in Klausur nicht ohne weiteres gegeben ist.

Falls Sie im Alltag fasten möchten, so beachten Sie besonders folgendes: Wählen Sie für die Zeit des Fastens nicht die Zeit höchster beruflicher Anspannung und vieler gesellschaftlicher Verpflichtungen. Die Frage ist dabei nicht so sehr, ob Sie den beruflichen Anforderungen gerecht werden können oder nicht. Die Frage ist vielmehr, wieweit Sie auch bei der Berufstätigkeit, z.B. am Abend und am Wochenende, Zeit zur Besinnung haben und so in den Genuß der Fastenfrüchte kommen, die ja nicht von selbst, gleichsam automatisch, wachsen und reifen.

---

* Vgl. zum folgenden: Niklaus Brantschen (Hg.), *Fasten im Alltag,* Fribourg 1988.

Im einzelnen mögen Sie sich fragen:
- Wie sieht meine berufliche Belastung kurz vor, während und nach der Fastenwoche aus? Habe ich die Möglichkeit, bei eventuellen Schwierigkeiten frei zu nehmen? Beim Vollfasten können gelegentlich Konzentrationsschwächen auftreten. Tätigkeiten, die große Verantwortung und volle Konzentration erfordern, wie Lenken von Fahrzeugen, Bedienen von Maschinen usw., sollten daher während des Fastens nicht ausgeübt werden.
- Falls ich arbeite, habe ich die Gelegenheit zu einer ausgedehnteren Mittagspause, um dem Bedürfnis nach Ruhe und Besinnung nachzukommen?
- Welche Verpflichtungen in Familie und Freizeit bestehen in dieser Woche? Ist die Familie mit meinem Vorhaben einverstanden?

Die Unterstützung der Familienmitglieder ist für das Gelingen des Fastens im Alltag von entscheidender Bedeutung. Ich weiß von Frauen, die sich nicht getraut haben, bei einem Gruppen-Fasten im Alltag mitzumachen, weil sie Angst hatten, von den Partnern ausgelacht zu werden. Wo aber das gegenseitige Einverständnis vorhanden ist bzw. wo es zu erlangen versucht wird oder wo mehrere Familienmitglieder, zum Beispiel Eltern und ältere Kinder, miteinander fasten, sind geradezu ideale Bedingungen gegeben – namentlich im Blick auf ein neues Eßverhalten nach dem Fasten. Im übrigen habe ich oft von Müttern gehört, daß es ihnen keine Mühe bereite, für die andern zu kochen und selber zu fasten.
Nicht weniger hilfreich als die Unterstützung in der Familie ist die regelmäßige Begegnung mit „Gleichgesinnten". Neben dem Austausch sollte in der Gruppe

Gelegenheit sein zur gemeinsamen Besinnung auf die verschiedenen Aspekte des Fastens – gesundheitlich, spirituell, mitmenschlich-sozial –, damit auch das Fasten im Alltag eine möglichst umfassende Motivation erhält.

Was nun die Nach-Fasten-Erfahrung betrifft, so konnte ich feststellen, daß diese beim Fasten im Alltag mindestens so gut ist wie beim Fasten in der Abgeschiedenheit. Warum? Die „Rückkehr in den Alltag" ist weniger einschneidend, da wir ja nur das Essen und nicht den Alltag als solchen hinter uns gelassen haben.

Befragt über die Nach-Fasten-Erfahrung, haben Teilnehmer und Teilnehmerinnen eines Fastens im Alltag bei einem späteren Treffen u. a. geantwortet:
- Ich habe beim Fasten im Alltag gelernt, langsamer zu essen; mehr Äpfel und Müsli, weniger Kaffee. Ich nehme mir vor, mehr Zeit zu haben zum Essen und für die Ruhe.
- Ich schäme mich, wenn ich daran denke, was ich früher alles eingekauft habe. In der Zukunft möchte ich gezielter einkaufen. Die Fastentage waren kostbare Tage.
- Das Fasten ging mir unter die Haut! Die ganze Familie ißt seither bewußter, die Atmosphäre am Tisch ist ruhiger, Fasten und Essen sind in der Familie zu einem Thema geworden.
- Ich versuche, einmal pro Woche einen „Erinnerungstag" einzuschalten: Obst-, Reis- oder Teetag.
- Ich bekam ein Gespür für meine ursprünglichen Bedürfnisse, z.B. habe ich gelernt, das Essen zu genießen, und nicht erst den Kaffee hinterher.[24]

*

Fasten im Alltag oder Fasten in Abgeschiedenheit? Alles hat seine Zeit, und wir sollten die beiden Arten des Fastens nicht gegeneinander ausspielen. Für viele Menschen kommt aus zeitlichen, familiären oder finanziellen Gründen nur das Fasten im Alltag in Frage. Ohne gute Motivation und ohne ein Minimum an Stille und Zeit zur Besinnung kommt freilich auch dieses Fasten nicht aus. Denn Fasten ist – es sei wiederholt – keine automatische Angelegenheit. Es liegt an uns, wie wir es gestalten und was wir daraus machen – im geschützten Rahmen einer Klinik oder eines Besinnungshauses oder unter den genannten Bedingungen im Alltag.

4. Mahlzeit

Beim Fasten und ganz besonders beim klugen Fastenbrechen und Nahrungsaufbau lernen wir, auf das Sättigungsgefühl zu achten, das uns das richtige Maß anzeigt. Damit ist die Chance gegeben, ganz neu und ursprünglich wieder Geschmack an den einfachsten Dingen zu bekommen und sie dankbar zu genießen. Nach einer Fastenwoche kann eine Pellkartoffel mit etwas Hüttenkäse zu einem Festessen werden. Wenn aufwendige Raffinessen wegfallen, schmeckt eine Kartoffel wieder wie eine Kartoffel, ein Apfel wie ein Apfel. Das Fasten richtet sich also nicht *gegen* das Essen. Im Gegenteil. Durch Fasten lernen wir, das Essen besser zu gestalten und es zu genießen. Aber auch das Umgekehrte gilt: Nur wer das Essen nicht verachtet, kann das Fasten lieben. Es ist daher angebracht, in diesem Fastenbuch eine Besinnung über das Essen einzufügen.

Eßkultur und Lebenskultur gehen Hand in Hand. Das überrascht nicht, denn das Essen – wie das Fasten – gehört zu einem ganzheitlichen, vielschichtigen Geschehen und läßt sich nicht auf die biologische Funktion der Nahrungsaufnahme reduzieren. Es hat Anteil am Leib und an der Seele und verbindet beide miteinander: Essen und Trinken hält bekanntlich Leib und Seele zusammen. Aber nicht nur für den einzelnen Menschen, sondern auch für das Leben einer Gemeinschaft ist das Essen von großer Bedeutung. Wichtige Ereignisse werden mit einem Essen in Gemeinschaft von Freunden und Verwandten gefeiert. Der Wein, der das Menschenherz erfreut, gehört dann ebenso dazu wie Blumen und womöglich Gesang und Musik.

Das Essen wird als Geschenk erfahren, und so ist es verständlich, daß das Mahl wohl in allen Religionen mit einem Gebet eingeleitet und beendet wird. In den Zen-Tempeln werden zum Beispiel vor dem Essen folgende Verse gesprochen:

Wir nehmen dieses Mahl und sind dankbar.
Denn es ist Frucht der Arbeit anderer Menschen und die Frucht des Leidens anderer Formen des Lebens ...

Die Eßkultur ist gefährdet. Das ist nicht erst heute so. Von Napoleon zum Beispiel weiß ein Zeitgenosse zu berichten, er habe schnell und schlecht gegessen. Sein ungestümer Wille wollte alles oder zumindest allerlei haben, und zwar sofort. Seine Dienerschaft war darauf gedrillt, ihm an jedem Ort und zu jeder Zeit auf Anhieb Geflügel, Koteletten und Kaffee vorzusetzen. Heute brauchen wir keine Dienerschaft, sondern nur etwas Kleingeld, um beinahe an jeder Straßenecke und zu jeder Tages- und Nachtzeit etwas zu erstehen, das wir uns als Stoffwechselmaterial einverleiben können: Würstchen, Hamburger, Pizza, belegte Brötchen. Neue, „wurstige Eßgewohnheiten" haben sich entwickelt, die ihrerseits den Lebensstil der Menschen prägen. Untersuchungen[25] haben glaubhaft nachgewiesen, daß z. B. Fast-Food-Liebhaber ganz bestimmte Verhaltensweisen an den Tag legen, die denen Napoleons nicht unähnlich sind. Fast-Food-Liebhaber sind oft unfähig zu genießen, weil sie zwei Dinge gleichzeitig tun wollen und nur essen, um etwas in den Magen zu bekommen.

Beim Fasten wird uns bewußt, wie eng Eßstil und Lebensstil zusammenhängen und wie wahr der Satz ist: Der Mensch ist, *wie* er ißt. Und er ißt oft nicht gut. Nicht nur Übergewicht und Fehlernährung sind ein Problem, sondern auch die Unachtsamkeit beim Essen. Was ist zu tun? Worauf nach einer gelungenen Fastenperiode unsere Aufmerksamkeit richten? Sollen wir beim Lebensstil oder beim Eßstil ansetzen? Da eine Wechselwirkung zwischen beiden besteht, gibt es kein Entweder-Oder. Beide sind zu überprüfen und allenfalls zu ändern.

Der Lebensstil: Unsere Welt ist laut geworden. Betriebsamkeit und Eile sind groß, die Zeit ist knapp. Und irgendwie kommt uns das entgegen. Es hilft uns, vor uns zu fliehen, uns selbst auszuweichen. Diese Flucht hat viele Namen: lautes Gerede und Getue, Arbeitswut, die sich als Fleiß tarnt, neugieriges Schnuppern am Angebot spiritueller Praktiken, Sucht in den verschiedenen Formen.

Alle diese Fluchtversuche vermögen die Sehnsucht nach Stille und nach einem anderen Lebensstil nicht zu verdrängen.[26] Nicht wenige Menschen beginnen, mitten im Leben stehend, die Stille zu suchen und auf diese oder jene Weise zu meditieren. Dabei bekommen sie unweigerlich auch ein neues Verhältnis zum Essen. Es ist nicht von ungefähr, daß beispielsweise die Zen-Küche weder Fisch noch Fleisch, noch Eier, noch Milch oder Milchprodukte kennt und um die Regel weiß, während der Übungstage nur etwa zwei Drittel der üblichen Menge zu essen. Offensichtlich hat hier die Meditationserfahrung den Speisezettel mitgestaltet, ein Umstand, der übrigens für jede Meditationsform gilt. Denn eine spirituelle Praxis, die diesen Namen verdient, versäumt es nicht – ohne fanatisch zu werden –, auch die Ernährung in das „Programm" einzubeziehen. Wie immer über Vollwertnahrung und vegetarische Kost geurteilt wird, der Satz: Der Mensch ist, *was* er ißt, gilt und wird in Zukunft an Bedeutung gewinnen.

Der Eßstil: Wie können wir ihn verändern? Die Antwort gibt uns Jean Anthelme Brillat-Savarin in seinem 1825 in Paris erschienenen Standardwerk über die *Physiologie des Geschmacks.*[27] Erstaunlich modern klingt, was er dort über die Voraussetzungen für ein gelungenes Mahl sagt: Es braucht ein halbwegs erträgliches Essen, guten Wein, liebenswürdige Gäste und – Zeit.

Das Essen und speziell das vornehmere Wort dafür, nämlich „Mahl", haben in der Tat viel mit „Zeit" zu tun. „Mahl-Zeit" bedeutet zwar nicht, wie ich in einem Fastenbuch gelesen habe, wir sollten die Nahrung mit den Zähnen *mahlen,* und dafür bräuchte es eben Zeit. Das stimmt zwar von der Sache her; die Erklärung des Wortes „Mahl" ist aber nicht richtig. Das Wort „Mahl", aus dem mittelhochdeutschen „Mal" (englisch „meal") abgeleitet, hat mit Mahlen nichts zu tun. Es bedeutet ursprünglich soviel wie „Zeitpunkt". Da der Zeitpunkt des Tages, an dem alle Mitglieder des Hauses zum Essen zusammenkamen, der wichtigste war, bekam dieser „Zeitpunkt", dieses „Mahl", die Bedeutung von Essen. Das Mahl ist also das „zur festgesetzten Zeit aufgetragene Essen". Es sollte also regelmäßig und zur Zeit und nicht nach Laune und Zufall eingenommen werden.

Und wie ist es mit der Formel „gesegnete Mahlzeit" oder kurz: „Mahlzeit", mit der wir anderen einen guten Appetit wünschen? Zum einen dürfen wir diesen Wunsch so verstehen, daß wir uns für das Essen, für das Kauen, Zeit lassen sollen, da ja die Verdauung im Munde beginnt: Gut gekaut ist halb verdaut! Zum andern bringen wir mit dem Gruß „gesegnete Mahlzeit" zum Ausdruck: Das Mahl möge eine Zeit sein, in der sich Leib und Seele erholen und neu beleben, ganz im Sinne von Brillat-Savarin: „Tatsächlich erfreuen sich nach einem guten Mahl Leib und Seele eines ganz besonderen Wohlbehagens. Was den Körper betrifft, so heitert sich der Gesichtsausdruck auf, während gleichzeitig der Geist neue Kräfte sammelt, die Gesichtsfarbe wird lebhafter, die Augen glänzen und eine angenehme Wärme durchzieht alle Glieder."[28]

Was hat das alles mit Fasten zu tun? Sehr viel, denn das Fasten kann uns helfen, die Fähigkeit, das Essen und Trinken menschenwürdig zu gestalten und den Eßtrieb, den ursprünglichsten und grundlegendsten aller Triebe, in Ordnung zu halten oder wieder in Ordnung zu bringen. Fasten kann uns helfen, wieder Geschmack zu finden – am Essen und am Leben. Also denn: Gesegnete Mahlzeit!

Mißverständnisse über das Fasten

Fasten ist, ich kann es nicht genug betonen, im Grunde eine Frage der umfassenden Motivation. Um dieser Frage willen habe ich das Buch geschrieben. Dabei war es mein Anliegen, bei der Darstellung jeder einzelnen Dimension – der gesundheitlichen, der spirituellen und der sozial-politischen – die anderen beiden mitzubedenken und so das große Ganze des Fastens nie aus dem Blick zu verlieren. Nun bleibt mir noch, wie in der Einleitung angekündigt, auf die drei großen Mißverständnisse des Fastens einzugehen. Ich tue dies in der Überzeugung, daß es zu einer Neubelebung des Fastens im ursprünglich umfassenden Sinn nur kommen kann, wenn diese Mißverständnisse ausgeräumt und die Einseitigkeiten, die den Tod des Fastens bedeuten, vermieden werden.

1. Schlankheitskuren machen dick

Die Ernährung ist zu einem weltweiten Problem geworden. Auf der einen Seite haben wir das „Zuviel", auf der anderen das „Zuwenig", so daß nicht nur Hunger, sondern auch Fehl- und Überernährung die Menschheit bedrohen. In seinem Buch *Gewicht leicht gemacht* wagt Walther Zimmermann die Behauptung, ähnlich wie im Mittelalter die Pest überrolle heute das Problem der Überernährung die sogenannten entwickelten Länder. Während man noch vor wenigen Jahren Übergewicht als kosmetische Banalität habe ignorieren wollen, stünden wir heute vor fast unlösbaren Problemen.

Das Fasten scheint für viele das naheliegende Mittel gegen die Fettleibigkeit zu sein. Der kürzeste Weg vom Übermaß zum Mittelmaß, so sagen sie, führe über das zeitweilige Untermaß, und das nenne man Fasten. Doch dies gilt nur unter der Bedingung, daß der Essensverzicht aus Einsicht und freiwillig geschieht, daß ferner eine Umstellung der Lebensgewohnheiten nach dem Fasten angestrebt wird, daß also immer neben den physiologischen auch die psychologischen, spirituellen und sozialen Gründe und Hintergründe bedacht werden. Wo dies nicht geschieht, haben wir es mit sogenannten Schlankheitskuren zu tun. Diese erreichen nicht selten genau das Gegenteil von dem, was sie anstreben: Sie machen dick. Wie ist das zu verstehen?

Bekanntlich ist Streß in seinen vielfältigen Formen neben Bewegungsmangel und falscher Ernährung eine der Hauptursachen der Fettsucht. Ein Beispiel mag dies verdeutlichen:

Herr B. ist etwas untersetzt, aber nicht dick. Er wird in eine Abteilung mit größerer Arbeitsbelastung und gespanntem Arbeitsklima versetzt. Herr B. nimmt zu an Gesäß und Bauch. Neben Beschwerden wie Blähungen und Schwierigkeiten mit dem Stuhlgang hat er unkontrollierte Anfälle von Heißhunger auf Brot und Süßigkeiten. Verminderte Nahrungsaufnahme bekommt ihm nicht, und er nimmt überdies bei einer Fastenkur überall ab, nur nicht am Bauch.

Dieser Mann gehört zu den ungezählten Opfern einer Störung, bei der durch Dauerstreß die Bauchspeicheldrüse aus dem Takt gerät. Die Folge: eine Störung der Verdauung und vor allem eine Überproduktion von Insulin. Da Insulin die Aufgabe hat, Blutzucker in die Fettzellen einzuschleusen, kommt es zu einer vermehrten Fettbildung mit Gewichtszunahme und zu niedrigem Blutzuckerspiegel mit Schwächeanfällen. Der Betroffene reagiert biologisch völlig normal, wenn er Süßigkeiten zu sich nimmt, also leicht resorbierbare Kohlehydrate. Dadurch wird aber erneut Insulin ausgeschüttet, und so geht es in der geschilderten Spirale weiter. Dabei kommt mit dem Dickerwerden oft ein neues Moment von Streß hinzu: der Zwang – besonders bei Frauen, denn bei Männern sind „gewichtige Persönlichkeiten" offenbar eher toleriert –, einem bestimmten Schlankheitsideal entsprechen zu müssen.

Dieser Zwang macht Schlankheitskuren selbst zum Streß. Es kommt nämlich zu einer Fixierung auf das Essen. Dieses wird einerseits als Quelle unbegrenzter Freuden und andererseits als Erzfeind betrachtet, nämlich als Feind des Schlankheitsideals. Der Organismus wehrt sich auch gegen das Wenige, das ihm, eben als etwas Feindliches, zugeführt wird, und verarbeitet es schlecht. Es ist wie bei einem Ofen, der verrußt oder schlecht gelüftet ist. Auch er verbrennt wenig. Wer überdies zum Fasten nicht genügend und nicht umfassend motiviert ist, wird kaum das Fastenbrechen und die Phase des Aufbaus sorgfältig genug gestalten, was sich wiederum nachteilig auf die Verbrennung auswirkt.

Spätestens jetzt stellt sich die Frage, wie aus diesem Teufelskreis herauszukommen sei. Meistens hilft schon die Einsicht in die Ernährungszusammenhänge. Zu dieser Einsicht gehört auch, daß der Satz „Wer dick ist, ißt zuviel" nicht immer stimmt. Jacques Moron macht in seinem köstlichen Buch *Dick und dünn* die Unterscheidung zwischen Freß-Fettsüchtigen, die effektiv zu viel essen, und Verbrennungs-Fettsüchtigen. Die letzteren essen normal oder sogar reduziert, aber aus verschiedenen Gründen – Überbelastung, Änderung der Lebensumstände, Streß in der Arbeit oder eben der Streß, einem Schlankheitsideal entsprechen zu müssen – verbrennen sie schlecht.

Das Wissen um diese Faktoren kann befreiend wirken. Der Zwang fällt weg, das ungestörte Verhältnis zum Essen kehrt wieder und damit nicht selten auch die Freude am Leben. Diät- und Schlankheitskursüchtigen könnte wohl auch eine gut geleitete Fastenkur helfen, eine Fastenkur, die der Vielschichtigkeit des Essens und des Fastens Rechnung trägt und die es nicht nötig hat, gegen den Eßtrieb eine Attacke zu reiten, als ob an diesem Trieb nichts Gutes wäre.

Die Grenze zwischen einer Schlankheitskur und einer Fastenkur ist übrigens fließend. Ich kenne Menschen, für die ein als Schlankheitskur begonnener vierzehntägiger Urlaub zum Erlebnis echten Fastens und zu einer Zeit der Regeneration und Neuorientierung wurde.

Was der Schlankheitskur nicht oder nur selten gelingt, das gelingt, wie wir gesehen haben, dem richtig verstandenen Fasten. Aus einer umfassenden Motivation heraus unternommen, gestaltet es als „Ernährung von innen" her, einem zarten Gewissen gleich, das Eßverhalten auf eine subtile Weise um, befreit den Leib nicht nur von Übergewicht, sondern auch von Krankheiten und Beschwerden und bewahrt ihn vor weiteren Leiden.

2. Hungerstreiks sind zu hinterfragen

Wer einen Hungerstreik auf sich nimmt, wirft sein Leben in die Waagschale angesichts einer Not, die anders nicht abzuwenden ist oder zu sein scheint. Es steht mir nicht an, ein Urteil über diese Form von radikalem Protest zu fällen. Ich meine aber, auch ein politisch orientiertes Fasten kommt nicht ohne Fastenregeln aus. Sonst ist der „Hungerstreik" bald zu Ende, wie das von Otto Buchinger erwähnte Beispiel der 500 hungerstreikenden Arbeiter in Ost-Oberschlesien zeigt. 500 Nicht-Esser erwarteten die schlimmen Wirkungen ihres Hungerstreiks – und siehe da, diese Wirkungen ließen nicht auf sich warten. Bereits nach drei Tagen Hungern waren sie so erschöpft, daß sie sich nicht mehr auf den eigenen Füßen fortbewegen konnten: Das war Hungern, nicht Fasten.

Wie anders Mahatma Gandhi! Für ihn war Fasten ein subtiles Instrument, das er nicht nach seinem eigenen Belieben oder auf Drängen der Freunde einsetzte, sondern stets nur auf Geheiß der im Gebet erlauschten inneren Stimme. Zu der politischen Dimension kam bei ihm die spirituelle, und er hielt sich überdies beim Fasten an Regeln, die er selber gefunden und aufgestellt hatte, wie: Nicht an Nahrung denken; Wasser trinken;

sich mit einem Schwamm erfrischen; in frischer Luft schlafen. Gandhis Praxis hat, wie wir gesehen haben, Modellcharakter für ein politisch motiviertes Fasten.

3. Das Pflichtfasten mußte sterben

Im Vorwort zu Régameys Buch *Wiederentdeckung des Fastens* meint Otto Buchinger, die Kirche hätte, statt die eigentliche Hüterin des echten Fastens zu sein, dieses wie einen Schatz im eigenen Acker vergraben und vergessen. Wie ist es im Laufe der Jahrhunderte so weit gekommen?

Die Gründe für den Niedergang des allgemeinen Fastens liegen weit zurück, nämlich bei der sogenannten Konstantinischen Wende. Das Christentum, zur Staatsreligion geworden, geriet in die Versuchung, das religiöse Leben für alle einheitlich mit Vorschriften zu regeln. Was das Pflichtfasten betrifft, so ist dafür nicht der freiheitliche Geist des Evangeliums Pate gestanden, sondern u. a. Tertullians (ca. 160 – ca. 230) Bücher. In der Schrift *Über das Fasten* richtet er sich gegen die, wie er meint, zu laxe Fastenpraxis der damaligen Christen und vertritt eine an sich gute Sache so vehement und verbissen, daß man geneigt ist zu sagen: Das Bessere, das er fordert, wird zum Feind des Guten.

Die Kirche hat Tertullians Schrift über das Fasten offiziell zurückgewiesen; sie ist aber dessen Herausforderung dann doch nicht gewachsen gewesen. Sie unterlag dem Rigorismus, den sie bekämpft hatte, und blieb von dem irrigen dualistischen Schema infiziert, das der christlichen Botschaft im Grunde fremd ist. Dies ist dem Fasten nicht gut bekommen. Wenn nämlich das Fasten als Kampf des Geistes gegen den Leib verstanden wird, richtet es sich auch gegen das Gute, Lebenserhaltende an Nahrung und Trieb. Durch ein solches Fasten, das vor allem Widerstand ist, wird der Eßtrieb und werden in der Folge die anderen Triebe nicht gezügelt, sondern verdrängt; ihre allfällige Unordnung wird nicht behoben, sondern im Gegenteil genährt. Es ist ein einfaches psychologisches Gesetz: Etwas wird um so mächtiger, je rigoroser es verdrängt und bekämpft wird.

Das traditionsreiche kirchliche Fasten ist mit der Zeit gestorben, nicht weil es zu wenig „geistig" war, sondern weil es allzu vergeistigt verstanden wurde. Denn sowenig wir das Fasten auf das rein biologische Geschehen reduzieren dürfen, so wenig dürfen wir diesen Aspekt des Fastens außer acht lassen. Man benötigt die konkrete Erfahrung am eigenen Leib, wenn das spirituell motivierte Fasten wieder lebensfähig werden soll. Im Grunde leidet das Pflichtfasten an der gleichen Krankheit wie gewisse Arten von Schlankheitskuren, denn sie reißen in einem zwiespältigen Wirklichkeitsverständnis auseinander, was zusammengehört: Leib, Seele und Geist.
Was die einheitliche Regelung und was die Vorschriften betrifft, so dürften gerade zum Fasten, das sich als christlich versteht, weder die einzelnen noch die Gemeinschaft als ganze durch Zwänge und Gleichschaltung verpflichtet werden. Sonst kommt es, wie es gekommen ist: Das allgemeine Fastengebot konnte sich, allen Beschwörungen, Forderungen und Strafen zum Trotz – Karl der Große soll Übertretungen des Fastengebotes mit

dem Tode bestraft haben – nicht durchsetzen. Zwar blieb das allgemeine Fasten- und Abstinenzgebot erhalten, aber man fand Wege, es geschickt zu umgehen. Zum Beispiel kam die Fisch-Kochkunst in Blüte und fand bekanntlich gerade an Abstinenztagen, also an Tagen, da Fleisch verboten war, sowie in der Fastenzeit bei allen, die es sich leisten konnten, Anwendung. Das Anliegen des Gebotes, an Fasttagen zugunsten der Armen auf etwas zu verzichten, wurde ins genaue Gegenteil verkehrt. Die eine Art, gut zu essen, wurde am Fast- und Abstinenztag gegen eine andere ausgetauscht. Einerseits wurde ein langer Katalog von Fastenforderungen aufgestellt, andererseits ein ausgeklügeltes System entwickelt, diesen Forderungen nicht entsprechen zu müssen. Diese Verlogenheit wurde schließlich entlarvt. Der Versuch der Moralbücher, das allgemein verpflichtende Fasten zu retten, ist zu einer Karikatur ihrer selbst geworden. Damit wurde das Fasten nicht gerettet. Im Gegenteil: Es erhielt praktisch den Todesstoß.

Das allgemeine Pflichtfasten mit Vorschriften, Verboten und Appellen einerseits und einem ausgeklügelten System von Ausnahmemöglichkeiten und Dispensationen andererseits ist tot, und ich möchte hinzufügen: Gott sei Dank. Denn eine ganzheitliche Übung wie das Fasten fordert den Menschen mit seinen besten Kräften. Unter Zwang und Freudlosigkeit gedeiht diese Übung nicht. Was man braucht, ist Freiheit.

Das Fasten ist tot – es lebe das Fasten! Da und dort und in zunehmendem Maße finden sich gerade in der vorösterlichen *Fastenzeit*, die in den Kirchen eine neue Bedeutung erhält, kleine, oft ökumenische Gruppen, die für kürzere oder längere Zeit freiwillig fasten und so erfahren, wie dies dem Leib und der Seele wohltut, spirituelle Erfahrung begünstigt, offen macht für die anderen Menschen sowie für die Probleme der Umwelt und der Welt überhaupt.

Anmerkungen

[1] Heinz Fahrner, Fasten als Therapie, Stuttgart 1985, S. 59.

[2] Vgl. Otto Buchinger, Das Heilfasten, Stuttgart 1979, S. 168.

[3] Anselm Grün, Fasten und Beten mit Leib und Seele, Münsterschwarzach 1984, S. 24.

[4] P. R. Régamey, Wiederentdeckung des Fastens, Wien/München 1963, S. 263.

[5] Erfahrungen und spätere Überlegungen eines kriegsgefangenen Ordensmannes, in: Régamey, a. a. O., S. 240.

[6] Isaak von Ninive, zitiert bei Régamey, a. a. O., S. 95.

[7] H. Fahrner, a. a. O., S. 49.

[8] Régamey, a. a. O., S. 33.

[9] Basilius der Große, Predigt über das Fasten I. Texte der Kirchenväter, Band 3, München 1964, S. 285.

[10] Vgl. dazu: O. Buchinger in: O. Buchinger jun., Geistige Vertiefung und religiöse Verwirklichung durch Fasten und meditative Abgeschiedenheit, Bietigheim 1967, S. 7.

[11] O. Buchinger jun., a. a. O., S. 11.

[12] Dieses und die folgenden Zitate bei Régamey, a. a. O., S. 40 f.

[13] Lanza del Vasto, zitiert bei Régamey, a. a. O., S. 189.

[14] Gandhi, zitiert bei Camille Drevet, Die Fasten des Mahatma Gandhi, in: Régamey, a. a. O., S. 169.

[15] Handbuch des politischen Fastens, Hg. v. Svevo Brooks u. a., Kassel [3]1983.

[16] Basilius der Große, Homilie über das Fasten II, zitiert bei Régamey, a. a. O., S. 93.

[17] Erklärung von Bern, Zürich 1985.

[18] zitiert bei: Camille Drevet, Die Fasten des Mahatma Gandhi, in: Régamey, a. a. O., S. 152.

[19] Vgl. dazu: Tages-Anzeiger Zürich, 26./27. Okt. 1985, S. 1.

[20] Régamey, a. a. O., S. 258.

[21] O. Buchinger, Das Heilfasten, Stuttgart 1979, S. 168.

[22] Die Legenda aurea, Heidelberg, [10]1984, S. 180.

[23] Vgl. Rüdiger Dahlke, Bewußt Fasten, München 1980, S. 17.

[24] Vgl. Niklaus Brantschen (Hg.) Fasten im Alltag, Fribourg 1988, S. 69 ff.

[25] Vgl. dazu: Psychologie heute, Nr. 5/1985, S. 34 ff.

[26] Vgl. Niklaus Brantschen, Erfüllter Augenblick, Zürich [2]1991, S. 11 ff.

[27] Jean Anthelme Brillat-Savarin, Physiologie des Geschmacks, München 1976.

[28] J. A. Brillat-Savarin, a. a. O., S. 144.

Nützliche Hinweise

Fastengetränke und Nachfastendiät

Fasten-Getränkezettel

morgens	mittags	nachmittags	abends
¼ l Tee mit Zitrone	¼ l Gemüse- brühe salzlos/salzarm	¼ l Tee mit Zitrone mit 10 g Honig	¼ l Obst- oder Gemüsesaft

zusätzlich tagsüber 1–1 ½ l Mineralwasser
= insgesamt 210–260 kcal
(nach Heinz Fahrner, Fasten als Therapie, S. 147)

Gemüsebrühen, Obstsäfte und ein Löffel Honig (Buchinger-Methode) erleichtern psychologisch das Fasten und begünstigen die Aneignung neuer Eßgewohnheiten. Sie können aber auch wegbleiben. Andererseits kann der Getränkezettel z. B. bei älteren Menschen durch ein Glas Buttermilch (hohe Eiweißmenge) vormittags und am Abend ergänzt werden.

Nachfastendiät

Fastenbrechen

Mittags 1 Apfel oder eine Schale Kompott, gut kauen, einen zweiten Apfel oder Kompott gegen 15 Uhr, abends Gemüse-, Kartoffel-, Reis- oder Haferschleimsuppe mit Kräutern gewürzt, ohne Salz.

Der Aufbau

1. Aufbautag (700 Kalorien/2930 Joule)

Frühstück: Kräutertee, 1 Apfel, 2 Scheiben Knäckebrot, 50 g Quark;
mittags: Frischsalat, Möhren- oder Sellerierohkost, Kartoffelbrei oder Reis (1 Löffel), 200 g Dickmilch;
nachmittags: Tee mit Zitrone;
abends: 2 Äpfel, 5 g Butter, 50 g Quark, 1 Scheibe Knäckebrot und Tee.

2. Aufbautag (1000 Kalorien/4186 Joule)

Frühstück: 1 Apfel, 5 g Butter, 2 Scheiben Knäckebrot, 1 Tasse Buttermilch;
mittags: Frischsalat, Spinat mit Kartoffelbrei, als Nachtisch Joghurt;
nachmittags: Tee;
abends: Obst, 1 Scheibe Vollkornbrot, 5 g Butter, 2 Tomaten, Radieschen, Buttermilch.

3. Aufbautag (1100 Kalorien/4604 Joule)

Frühstück: Müsli, 5 g Butter, 1 Scheibe Vollkornbrot, 1 Orange und Tee;

mittags: Rohkostplatte, Pellkartoffeln und Kräuterquark;
nachmittags: 1 Tasse Buttermilch;
abends: Obst, Reis oder Haferflockenbrei, Joghurt, 1 Scheibe Knäckebrot, 1 Eßlöffel Hüttenkäse, Tee.

4. Aufbautag (1200 Kalorien/5023 Joule)

Frühstück: Kleines Müsli, 2 Scheiben Knäckebrot, 5 g Butter, Joghurt oder Buttermilch;
mittags: Rohkostspeise, Gemüse und Quarkbeilage, Obst als Nachtisch;
nachmittags: Obst;
abends: Mischsalat, Vollkornbrot, Quarkaufstrich, Kräutertee.

5. Aufbautag (1500 Kalorien/6279 Joule)

Frühstück: Müsli, 2 Scheiben Knäckebrot, 5–10 g Butter, Tee;
mittags: Rohkostplatte, Omelett mit Pfifferlingen, Quarkspeise als Nachtisch;
nachmittags: Obst;
abends: 10 g Butter, 50 g Frischkäse, Radieschen oder Rettich, Pellkartoffeln und Tee.

Noch 8 Tage leichte vegetarische Kost, dann Übergang zu eiweißreicherer Ernährung.

(Nach Dr. Walther Zimmermann, Gewicht leicht gemacht, S. 76 f.)

Adressen für Fastenkurse und Fastentherapien

Bildungshäuser, die Fastenkurse anbieten

Deutschland

- Christliche Meditationsstätte Sonnenhaus Beuron-Dritte Welt, 7792 Beuron/Donautal
- Katholische Fasten- und Erholungszentren, Samariter-Werk, 7701 Volkertshausen 1
- Neumühle, Ökumenisches Zentrum für Meditation und Begegnung, 6642 Mettlach-Tünsdorf/Saar

Schweiz

- Bildungshaus Bad Schönbrunn, 6313 Edlibach/Zug*
- Notre Dame de la Route, 17, chemin des Eaux-Vives, 1752 Villars-sur-Glâne/FR
- Begegnungsstätte Lucelle, Anmeldung und Auskunft: St. Katharina-Werk, Holeestr. 123, 4015 Basel
- Friedensdorf St. Dorothea, 6073 Flüeli-Ranft

Österreich

- Bildungshaus Stift Zwettl, 3910 Zwettl
- Kloster-Pension, Postfach 5, 9241 Wernberg

---

* An diesem Ort wird jährlich auch eine *Fasten-Werkstatt* durchgeführt. Wer Erfahrung im Fasten hat, kann dabei lernen, andere auf diesem Weg zu begleiten.

Einige Häuser und Ärzte,
die Fastentherapien durchführen

Deutschland

- Klinik Dr. Otto Buchinger, 3280 Bad Pyrmont,
  Chefarzt Dr. Buchinger
- Buchinger Klinik, 7770 Überlingen,
  Chefarzt Dr. Fahrner
- Kurpark-Klinik, 7770 Überlingen,
  Chefarzt Dr. Lützner
- Klinik für Naturheilweisen, 8000 München-Harla-
  ching, Sanatoriumsplatz 2, Chefarzt Dr. Zimmer-
  mann
- Kurklinik Kronprinz, 8210 Prien, Chefarzt Dr. Schim-
  mel

Schweiz

- Kurhaus Prasura, Höhwaldweg 880, 7050 Arosa, Dr.
  Ernst Bauer
- Kurhotel Schloß Steinegg, 8536 Hüttwilen, Dr. H. J.
  Lang und Dr. H. O. Spycher

Österreich

- Diät- und Kneipp-Sanatorium Dr. L. Felbermayer,
  6793 Gaschurn

Empfohlene Bücher

Für den medizinisch-gesundheitlichen Aspekt:

- Heinz Fahrner, Fasten als Therapie, Stuttgart 1985
- Helmut Lützner, Wie neugeboren durch Fasten, München [16]1985
- Walther Zimmermann, Gewicht leicht gemacht, Regensburg 1975

Für den spirituellen Aspekt:

- Otto Buchinger jun., Geistliche Vertiefung und religiöse Verwirklichung durch Fasten und meditative Abgeschiedenheit, Bietigheim/Württ. 1967
- Anselm Grün, Fasten, beten mit Leib und Seele, Münsterschwarzach 1984
- P. R. Régamey, Wiederentdeckung des Fastens, Wien 1963

Für den sozial-politischen Aspekt:

- Bewußter kochen – herzhaft essen, Rezepte für eine begrenzte Welt. Verkauf in Dritte-Welt-Läden und in Buchhandlungen, 1984
- Fleisch bei uns und in der Dritten Welt. Erklärung von Bern, Zürich 1985
- Handbuch des politischen Fastens, Kassel [3]1983

Für eine ganzheitliche Sicht des Fastens:

- Niklaus Brantschen (Hg.), Fasten im Alltag, Fribourg 1988
- ders., Erfüllter Augenblick, Zürich [2]1991
- Otto Buchinger sen., Das Heilfasten, Stuttgart [18]1979

Für ein bewußtes Leben

August Paterno
Die Fastenspeisen der Pfarrersköchinnen
Besinnliches für Leib und Seele
Band 4404
Leichte und zugleich eindringliche Betrachtungen zum Fasten und die
besten, nicht immer mageren Rezepte aus Klöstern und Pfarrhäusern.

Christian Kuhn
Heilfasten
Heilsame Erfahrung für Körper und Seele – Fasten nach der
Buchingermethode
Band 4433
Fasten kann zum inneren Aufbruch werden: Die berühmte Buchinger-
Methode des Heilfaltens nimmt innere Bedürfnisse nach Ruhe und
Besinnung ernst, die im Alltag zu kurz kommmen.

Antoine de Saint-Exupéry
Man sieht nur mit dem Herzen gut
Band 4039
Texte, in denen sich die unsentimentale und daher um so echtere Liebe
Saint-Exupérys zum Menschen offenbart.

Hildegard von Bingen
Heilwissen
Von den Ursachen und der Behandlung von Krankheiten
Übersetzt und herausgegeben von Manfred Pawlik
Band 4050
Ein Klassiker der sanften Medizin, heute aktueller denn je: alle
Ratschläge der genialen heilkundigen Frau in einem Band.

Karlfried Graf Dürckheim
Vom doppelten Ursprung des Menschen
Band 4053
„Menschliche Reife ist kein Privileg für wenige. Praktische Übungen,
die jeder vollziehen kann" (Lehrer und Schule heute).

HERDER / SPEKTRUM

Idries Shah
Lebe das wirkliche Glück
Das große Lesebuch der Sufi-Weisheit
Band 4505

Die Kunst, glücklich zu sein – wunderbare, verblüffende Weisheitstexte.
Ausgezeichnet als UNESCO-Buch des Jahres.

Thich Nhat Hanh
Zeiten der Achtsamkeit
Mit einer Einleitung hrsg. von Judith Bossert und
Adelheid Meutes-Wilsing
Band 4492

In der Übung der Achtsamkeit liegt der Weg zum Wesentlichen, zur
Welt unseres eigenen Lebens. Die schönsten Texte zum 70. Geburtstag
des bedeutenden Mediationsmeisters.

Arthur Samuels/Elisabeth Lukan
Im Einklang mit dem inneren Kind
Ein meditativer Weg zu sich selbst
Band 4491

Arthur Samuels Methode der heilenden Meditation mit dem „inneren
Kind" kombiniert Transaktionsanalyse mit Erfahrungen buddhistischer
Meditationspraxis.

Dalai Lama
Der Friede beginnt in dir
Wie innere Haltung nach außen wirkt
Band 4451

Die moderne Auslegung der wichtigsten Lehren über den Weg zu inne-
rem und äußerem Frieden. Einer der schönsten Texte des Buddhismus.

Gelassenwerden
Hrsg. von Rudolf Walter
Band 4443

Gegen jede Hektik: Gelassenwerden. Wie es durch die Entwicklung von
Standfestigkeit gelingt, loszulassen und das Ganze zu sehen.

HERDER / SPEKTRUM

David Steindl-Rast
Staunen und Dankbarkeit
Der Weg zum spirituellen Erwachen
Hrsg. von Werner Binder
Band 4424
Erfahrungen, die zu sich selbst und zur Mitwelt eine neue
Wahrnehmung und Haltung wachsen lassen.

Thomas Merton
Sinfonie für einen Seevogel
Weisheitstexte des Tschuang-tse
Aus dem Englischen von Bernardin Schellenberger
Band 4421
Der moderne, weltbekannte Mystiker legt hier eine sehr persönliche Aus-
wahl großer Weisheitstexte des chinesischen Denkers Tschuang-tse vor.

Idries Shah
Das Geheimnis der Derwische
Sufigeschichten
Band 4377
Ein Leben lang auf der Suche nach der letzten Wahrheit. Die tiefsten und
schönsten Erzählungen der geheimnisvollen Meister aus dem Orient.

Gerhard Wehr
Selbsterfahrung mit C. G. Jung
Die Entdeckung des eigenen Ich
Band 4376
Wie man sich mit den tiefenpsychologischen Erkenntnissen C.G. Jungs
selbst besser kennenlernt.

Thich Nhat Hanh
Lächle deinem eigenen Herzen zu
Wege zu einem achtsamen Leben
Hrsg. von J. Bossert/A. Meutes-Wilsing
Band 4370
Die einfache, tiefe Botschaft an Menschen, die in der Hektik des Alltags
beim Gehen schon ans Rennen denken.

HERDER / SPEKTRUM

Amadeo Solé-Leris
Die Meditation, die der Buddha selber lehrte
Wie man Ruhe und Klarblick gewinnen kann
Band 4316
Der bedeutende westliche Meister erschließt in diesem praktischen
Handbuch dem Meditationsanfänger die älteste Überlieferung buddhistischer Meditation.

Dalai Lama
Sehnsucht nach dem Wesentlichen
Die Gespräche in Bodhgaya
Band 4229
Menschen aus allen Kulturkreisen haben den Friedensnobelpreisträger
aufgesucht und neue Impulse für ihr spirituelles Leben gewonnen.

Klemens Ludwig
Flüstere zu dem Felsen
Die Botschaft der Ureinwohner unserer Erde zur Bewahrung
der Schöpfung
Band 4195
Menschen, die nie aufgehört haben, im Einklang mit der Natur zu
leben, erheben in diesem Buch eindringlich ihre Stimme.

Mahatma Gandhi
Handeln aus dem Geist
Texte zum Nachdenken
Band 4173
Man nannte ihn die „Große Seele". Wahrheit, Gerechtigkeit und Friede
waren sein Programm. Seine Kerngedanken sind hier gesammelt.

Wolfgang G. A. Schmidt
Die alte Heilkunst der Chinesen
Ihre Kultur und ihre Anwendung
Band 4136
Akupunktur, natürliche Heilmittel und die praktischen Geheimnisse
aus der Tradition einer sanften Medizin.

HERDER / SPEKTRUM

Hildegard von Bingen
Heilkraft der Natur – Physica
Rezepte und Ratschläge für ein gesundes Leben
Band 4159

Naturlehre und Heilwissen der heiligen Hildegard: der Klassiker der sanften Medizin. Mit praktischem Register und Querverweisen.

Katsuki Sekida
Zentraining
Das große Buch über Praxis, Methoden, Hintergründe
Band 4184

Wie kann man als westlicher Mensch Zen-Meditation lernen? „Das erste umfassende Handbuch" (Psychology today).

Irmgard Müller
Die pflanzlichen Heilmittel bei Hildegard von Bingen
Heilwissen aus der Klostermedizin
Band 4193

Praktische Anwendungen, gestützt auf profundes Wissen um die therapeutischen Eigenschaften der Pflanzen. Mit zahlreichen Abbildungen.

Bill B.
Ich bin Bill und eßsüchtig
Ein Weg zur Genesung mit den „Zwölf Schritten"
Band 4205

Der Teufelskreis von Freßanfällen und Diäten zerstört das Selbstwertgefühl. Ein Ausweg für alle, die betroffen sind.

Erich Fromm
Leben zwischen Haben und Sein
Herausgegeben von Rainer Funk
Band 4208

Wie können wir die Kunst des Lebens neu erlernen? Antworten, die überzeugen. Mit zahlreichen bisher unveröffentlichten Texten.

HERDER / SPEKTRUM

Hugo M. Enomiya-Lassalle
Zen – Weg zur Erleuchtung
Einführung und Anleitung
Band 4121

Die klassisch gewordene Einführung. Eine unwiderstehliche Einladung
zu einem neuen Leben aus der Kraft der Meditation.

Thomas Merton
Zeiten der Stille
Herausgegeben und eingeleitet von Bernardin Schellenberger
Band 4107

Auf das ursprüngliche Sprechen des Schweigens wieder zu hören – dazu
leitet dieses Buch an.

Eugen Drewermann
Das Eigentliche ist unsichtbar
Der Kleine Prinz tiefenpsychologisch gedeutet
Band 4068

Ist es der ewige Traum verlorener Kindheit, der Saint-Exupérys Kleinen
Prinzen so faszinierend macht? Mit dem Bestsellerautor Eugen Drewermann auf Reisen zu sich selbst.

Werner Rautenberg/Rüdiger Rogoll
Werde, der du werden kannst
Persönlichkeitsentfaltung durch Transaktionsanalyse
Band 4062

Dieses Buch hilft, die eigene Lebensgeschichte zu entziffern und alle
Möglichkeiten zur persönlichen Entfaltung zu nutzen.

Joseph M. Bochenski
Wege zum philosophischen Denken
Einführung in die Grundbegriffe
Band 4020

„In klarer, eindringlicher Weise holt Bochenski Grundfragen aus dem
Elfenbeinturm" (Landeszeitung für die Lüneburger Heide).

HERDER / SPEKTRUM

Die Weisheit der Indianer

Rudolf Kaiser
Indianische Heilkunst
Pflanzen, Rituale und Heilungsbilder nordamerikanischer
Schamanen
Band 4471
Einführung in die körperlichen und geistigen Grundlagen einer ganz-
heitlichen Heilkunst.

Friedrich Abel
Die zehn Lehren der indianischen Medizinmänner
Wie ich in den Canyons von Arizona lernte, lebendig zu werden
Band 4405
Wenn der ehemalige erfolgreiche Journalist von geborgenem statt
gesicherten Leben, von Respekt vor Spirituellem statt materiellem
Reichtum erzählt, finden auch wir zurück auf den Weg zu uns selbst.

Barbara Gretenkord/Barbara Mainzer/Brigitte Stehlik
Mutter Erde – Vater Regen
Indianische Mythen und Legenden aus Lateinamerika
Band 4332
Zeugnisse einer bedrohten Kultur, Bilder von kosmischer Weisheit.
Ein packender Streifzug durch die indianische Mythenwelt.

Georg Bydlinski/Käthe Recheis
Die Erde ist eine Trommel
Weisheit der indianischen Ureinwohner Nordamerikas
Band 4245
Lieder, Reden, Gebete, Gedichte und autobiographische Texte zeigen
eindrucksvoll den traditionellen Reichtum indianischer Kultur.

Rudolf Kaiser
Die Erde ist uns heilig
Die Reden des Chief Seattle und anderer indianischer Häuptlinge
Band 4079
„Das ist die Wahrheit über die berühmte Rede" (DIE ZEIT).

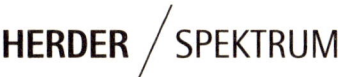

HERDER / SPEKTRUM

Anthony de Mello

Anthony de Mello
Warum der Schäfer jedes Wetter liebt
Weisheitsgeschichten
Band 4523
Geschichten voll Weisheit und Humor. Ohne Aufhebens erzählt
de Mello vom Wesentlichen im Leben und trifft damit das Herz.

Anthony de Mello
Wie ein Fisch im Wasser
Anleitung zum Glücklichsein
Band 4459
Kurze Meditationen über die bedingungslose, reine Liebe, die auch
loslassen kann und zu der jeder fähig ist.

Anthony de Mello
Eine Minute Unsinn
Weisheitsgeschichten
Band 4379
Die Leichtigkeit des Seins ist es, in die de Mellos geschliffene Skizzen
einladen.

Anthony de Mello
Zeiten des Glücks
Herausgegeben von Anton Lichtenauer
Band 4330
Das Glück ist nicht zu „machen", aber Glücklich-Sein kann man üben.
Heitere, leichte und zugleich tiefe Texte eines großen spirituellen Lehrers.

Anthony de Mello
Wer bringt das Pferd zum Fliegen?
Weisheitsgeschichten
Band 4304
Humorvolle, pointierte Geschichten und Aphorismen über große
Lebensthemen. Ein Lesevergnügen mit Tiefgang.

HERDER / SPEKTRUM